Ton CombAt

©2022. EDICO
Édition : JDH Éditions

77600 Bussy-Saint-Georges. France
Imprimé par BoD – Books on Demand, Norderstedt, Allemagne

Réalisation graphique couverture : Cynthia Skorupa

ISBN : 978-2-38127-251-1
Dépôt légal : avril 2022

Aytène Babaeva

Ton CombAt

Dans l'enfer des TCA

JDH Éditions
Hippocrate & Co

*On ne peut pas changer l'histoire,
mais on peut réécrire par-dessus des mots d'espoir, une victoire.*

L'espoir est cette source de vie, celle qui nous donne envie de croire que c'est possible. Elle nous montre qu'un échec ne détermine pas une fatalité, elle nous permet d'avancer, de nous dépasser, de ne pas nous laisser écraser sous le poids de nos peurs et limites fondées sur des croyances incertaines, humaines. L'espoir nous fait croire qu'il peut exister un surnaturel au-delà de ce que nos yeux peuvent percevoir et ce que notre raison peut nous chuchoter. L'espoir, c'est un mot au prochain, un acte de chaque jour qui donne envie d'atteindre un niveau supérieur au-delà de nos croyances. Notre cœur battra toujours au rythme de l'espoir, même si l'on reste sur nos gardes, même si rien n'arrive comme prévu, on peut décider de demeurer excité face à l'inconnu qui nous attend.

AVANT-PROPOS

*« Un jour, tu raconteras ton histoire et comment tu as surmonté
ce que tu traverses aujourd'hui, et cela fera partie de l'histoire
de quelqu'un d'autre. »* Brene Brown

Je n'ai jamais vraiment eu peur de la fameuse page blanche. J'ai toujours adoré écrire, toujours eu de l'inspiration, toujours ce petit quelque chose en moi qui me demande de lui donner vie, que ce soit à travers des poèmes, des chansons ou des livres. Petite, déjà, j'écrivais des histoires, imprimais les pages pour les mettre bout à bout et en faire un petit livre. J'écrivais, mais jamais dans l'intention de devenir auteure un jour, car paradoxalement, je n'ai jamais vraiment été attirée par la lecture. Ces fameux bouts de livres que j'écrivais étaient à moitié terminés, des brouillons de pages, d'idées que j'essayais de retranscrire pour faire sortir ce monde imaginaire de ma tête et lui donner un semblant de vie. Je me suis toujours demandé, alors, pourquoi je n'arrivais jamais à finir mes livres ? Je finissais par me lasser de l'histoire que je racontais, ne voyant pas le but final et ce que je pouvais apporter, alors j'avais fini par abandonner l'idée que je puisse un jour finir un de ces projets. Mais ceci jusqu'à aujourd'hui, où cette impensable idée est en train de se réaliser.

Au lycée, j'ai commencé à écrire un bout de livre en espagnol à cause de mon amour pour cette langue. J'ai réalisé à travers cette expérience que je devais toucher le lecteur en un point sensible et raconter une histoire à laquelle on pourrait s'identifier et qui donnerait de l'espoir.

Quand l'idée m'est venue d'écrire ce livre, j'ai eu cette petite peur en moi de ne pas arriver au bout, pour la énième fois. Cependant, cette fois-ci, c'était différent. À travers lui, je trouvais enfin le sens qui m'a toujours animée à écrire, et je pouvais enfin le faire ressentir au monde, plongé dans la réalité de milliers de personnes, dont la mienne. Le faire ressentir par le sens du toucher sur un bout de papier et viser à travers mes mots les perles colorées de personnes dont j'ignore la merveilleuse existence.

J'ai commencé ce livre à mes vingt-et-un ans, tête plongée dans mes études de médecine, j'ai dû alors sortir de ma zone de confort. Je tiens à préciser que ce livre n'a rien de médical, je l'ai surtout écrit avec les yeux, la tête et le cœur d'une ancienne personne malade. Chaque jour était comme un rêve éveillé, mais rempli de doutes, de pression d'arriver à trouver les bons mots, de traiter de tous les aspects de la maladie, de retranscrire au mieux les histoires qu'on me racontait. Des jours aussi remplis d'une certitude, je dirais quasi palpable, au son de cette voix au fond de moi qui me répétait chaque jour : « Quoi qu'il arrive, ce livre sortira, n'abandonne pas ! » Ce livre qui est comme un pacte signé avec moi-même, comme un devoir envers ces gens qui m'ont confié leur histoire, comme une revanche sur la maladie, comme mon occasion d'avoir ce petit impact dans une vie. Je me suis toujours dit que j'aimerais faire quelque chose dans le monde de la nutrition et aider les gens à retrouver l'équilibre. C'était sans savoir, au fond, que ceci se ferait par le biais d'un tel livre en rapport à l'une de mes expériences les plus intimes.

J'aurai appris durant ce chemin où j'ai écrit ce livre à me faire confiance, à croire en mon intuition, à savoir que quand quelque chose te tient à cœur, peu importe l'acharnement nécessaire, tu arriveras à en faire quelque chose si cela t'anime. J'aurai appris à redonner vie à un ancien rêve laissé de côté. J'ai remarqué aussi que, parfois, tu seras seul face à tes rêves, mais cela ne t'empêchera jamais d'aller jusqu'au bout, parce qu'au final, tu n'auras besoin que d'une personne pour y croire, l'auteur et acteur de tes rêves, toi.

À vrai dire, la seule page de ce livre devant laquelle j'ai eu cette peur de la page blanche sans trop savoir par où commencer, c'est celle-ci. Celle qui clôt pour moi et ouvre pour vous les lignes de cette aventure d'une vie dont on aimerait effacer chaque trace, celle qui vous a consumé en entier, anéanti, et sur laquelle j'ai travaillé pour y graver aujourd'hui l'espoir d'une renaissance. Alors, avec un petit pincement au cœur, j'écris mes dernières lignes. Un pincement qui est un clin d'œil à la fille de dix-sept ans qui se tuait à petit feu sans s'en rendre compte. Je suis très fière du parcours qu'elle a réalisé pour arriver à l'acceptation, l'amour et le respect de soi et aujourd'hui pouvoir faire de ce qui l'a un jour détruite l'une des victoires de sa vie et peut-être aussi mener d'autres vies vers leur propre victoire. Je dédie aussi ces pages à elle, ces conseils d'une amie qu'elle aurait aimé avoir à l'époque où elle était toute seule face à ses démons, mais dont elle savait au fond d'elle, sûrement encore grâce à cette voix quasi palpable, qu'elle s'en sortirait et qu'elle devait le faire non pas juste pour elle-même, mais pour représenter un espoir en plus pour les autres. Quel aurait été le sens d'avoir vécu ce que j'avais vécu si cela n'avait pas été pour les autres ? Alors ces autres, c'est vous. Inconsciemment, sans le savoir, vous m'avez donné la raison et la force de m'en sortir à l'époque, et aujourd'hui, je vous dois en retour de vous donner cette même force.

Ce livre est composé de témoignages qui ont été récoltés à partir d'octobre de l'année 2020 dont les situations ont sûrement évolué depuis. Je souhaite dire un énorme merci et un gigantesque bravo à toutes ces personnes qui ont témoigné et accepté de construire la base de ce projet. S'ouvrir sur une situation difficile, parfois dans les plus obscurs détails, demande énormément de courage et de vulnérabilité. Alors, acceptons avec respect ce que ces personnes ont décidé de partager dans le but de ce projet en commun.

Alors, quel est justement le but de ce projet ? L'âme de mon livre est représentée par les témoignages. Chaque fois que je vois une personne s'en sortir, pour moi, c'est une victoire de plus qu'il faut graver. Le but à travers ces centaines de pages est de donner de l'espoir à ceux qui vivent la même situation, un réconfort dans les moments difficiles, de savoir qu'ils ne sont pas seuls face à ces situations et aider ceux qui n'osent pas aller chercher de l'aide professionnelle, finalement être un guide dans les différentes phases de la maladie et savoir que ce qu'ils vivent fait partie du processus. Mon livre s'adresse aussi à tous ceux qui ne sont pas personnellement touchés par ces maladies. Peut-être l'êtes-vous par le biais d'un proche ou peut-être avez-vous juste entendu parler des troubles du comportement alimentaire et avez dans la tête une image très stigmatisée et aimeriez savoir ce qu'ils sont réellement et leur complexité, alors j'aimerais casser les mythes et tabous à ce sujet.

Je parle ici beaucoup de l'anorexie, de la boulimie, de l'hyperphagie boulimique ou encore de l'hyperphagie nocturne, car ce sont principalement les troubles que j'ai vécus et dont je me sens capable de parler, mais aussi ceux par rapport auxquels j'ai reçu le plus de témoignages. Pourtant, je pense que ce que je vais raconter pourra être utile à tout autre trouble alimentaire, que ce soit dans le cheminement du processus, les conseils et le soutien que pourra en tirer chacun de vous et simplement de trouver l'espoir que l'on peut s'en sortir peu importe la situation.

Si vous vous attendez à lire un livre d'une auteure digne d'être appelée comme telle, n'espérez plus, car je ne le suis pas. Ce livre ne sera sûrement pas dans le top 10 des livres les mieux rédigés que vous aurez lu de votre vie, mais ce que j'espère, c'est qu'il puisse atteindre le sommet, non de votre intellect, mais de votre cœur, là où règnent vos émotions.

ZOOM SUR LES TROUBLES DU COMPORTEMENT ALIMENTAIRE

Se nourrir est un besoin primaire pour la survie de notre corps. Il est naturellement équipé pour nous envoyer des signaux nous alertant sur notre faim et notre satiété. On passe notre enfance à manger sans se poser trop de questions, c'est un acte des plus basiques dans notre routine de tous les jours. Puis arrivent la préadolescence, l'adolescence, la vie adulte où l'on prend conscience de notre corps, où l'on commence à comprendre que ce qu'on mange a un impact direct sur nous. On comprend également qu'il existe de la nourriture « saine », de la « malbouffe », qu'il faut manger beaucoup de légumes mais pas trop de sucreries, qu'il faut faire du sport pour entretenir une forme physique et que rester assis devant la télé toute la journée est « mal ».

On peut parler de trouble du comportement alimentaire (TCA) lorsqu'il y a vis-à-vis de la prise alimentaire une modification significative et durable. Ce changement de comportement autour de l'alimentation s'accompagne d'une modification des idées et croyances au sujet de la nourriture. Notre cerveau, maintenant assez mature, peut désormais nous amener à faire le lien entre la nourriture et le corps, émettre des jugements face à notre image, et notre regard sur nous-mêmes peut s'en retrouver chamboulé.

Les TCA en chiffres :
600 000 jeunes aujourd'hui sont touchés par les troubles du comportement alimentaire en France.
Toutes les 62 minutes, une personne décède d'un TCA. Ils représentent la principale cause de mortalité prématurée chez les **15-24** ans, juste après les accidents de la route. Aujourd'hui, de plus en plus de formes précoces d'anorexie chez les enfants existent.

L'anorexie mentale est la maladie psychiatrique avec le plus haut taux de mortalité. La **mortalité annuelle** est estimée à **1 % par an avec 12 fois plus de risques de tentative de suicide** que les jeunes du même âge non malades.

Sans oublier les dépenses pour une crise de boulimie qui peuvent aller jusqu'à des centaines d'euros par mois.

Il existe plusieurs troubles du comportement alimentaire définis par le DSM-5 (manuel diagnostique et statique des troubles mentaux), car ceux-ci font partie des troubles psychiatriques.

Trois grands TCA y sont définis :

– **L'anorexie mentale** : restriction alimentaire avec perte de poids significative, peur intense de prendre du poids, altération de l'image de soi. Elle peut être accompagnée d'une boulimie.

– **La boulimie nerveuse** : consommation importante d'aliment avec manœuvre(s) de compensation. Présence d'au moins une crise par semaine pendant trois mois.

– **L'hyperphagie boulimique (l'accès hyperphagie)** : consommation importante d'aliments sans manœuvre(s) de compensation.

D'autres troubles plutôt caractérisés comme « troubles de l'ingestion alimentaire » : **mérycisme** (régurgitations et remastications d'aliments ingérés), **pica** (ingestion d'aliments non nutritifs, non comestibles), **évitement de l'ingestion alimentaire**, puis des troubles « **non spécifiques** ».

Les troubles non spécifiques comprennent notamment :

– **L'anorexie atypique** : manque de critères pour rentrer dans « l'anorexie mentale », comme la perte de poids.

– **Purging disorder** : conduite de purge sans crise de boulimie.

– **Night eating syndrome ou hyperphagie nocturne** : consommation importante de nourriture d'au moins 25 % des apports quotidiens après le dîner ou la nuit, créant notamment de l'insomnie.

– **Mâcher et cracher** : anciennement présent dans les troubles « non spécifiques » de l'ancienne classification du DSM, il est maintenant reconnu comme pouvant être présent dans n'importe quel TCA. Il est effectivement plus fréquent qu'on ne le pense, puisqu'une étude de Guarda et de ses collègues montre que jusqu'à 34 % des patients admis en hospitalisation pour TCA ont eu au moins un épisode de mastication et crachat et 19 % de patients le pratiquaient régulièrement dans le mois précédent.

Finalement, **l'orthorexie** qui n'est pas reconnue comme un TCA dans le DSM-5, mais peut survenir au cours d'un TCA et se manifeste par l'obsession de ne consommer que de la nourriture « saine ».

PREMIÈRE PARTIE

LES TÉMOIGNAGES

Pourquoi avoir décidé de recueillir des témoignages ? Lors de l'écriture de la première version de mon livre, je voulais le faire pour aider les autres dans les différentes phases de la maladie et leur donner de l'espoir. Cependant, je sentais qu'il manquait une lueur de lumière à mon livre, ce petit quelque chose qui allait lui donner le sens que je recherchais au fond. Je ne pouvais, uniquement avec mon expérience à moi, donner toute l'aide et toutes les clés en main aux gens et surtout les bombarder de soutien et d'espoir. Je sentais que je devais faire quelque chose de plus grand. Alors, quoi de mieux que de m'allier aux autres pour écrire ensemble ces lignes et y graver chacun une partie de nous pour créer cette petite communauté. Alors, ce livre n'est pas uniquement le mien. Il est à nous tous. À toutes ces personnes qui ont bien voulu s'ouvrir et partager avec nous leur histoire, leur quotidien, leurs difficultés, leurs peurs, leurs victoires et donner du soutien et de l'espoir en retour. J'avais aussi l'envie de laisser les gens s'exprimer à ce sujet et oser s'ouvrir et savoir qu'ils ont le droit de s'exprimer sur ce qu'ils vivent et ne plus rester dans l'isolement de la maladie.

J'ai essayé d'aborder un maximum de thèmes qui tournent autour des TCA en accompagnant d'un texte chacun des témoignages.

Alors, je vous souhaite une bonne lecture, et bienvenue dans leur combat.

1 – Mon témoignage

Alors, voilà un bout de mon histoire, celui qui m'a aidée à former une partie de la personne que je suis aujourd'hui.

Mon histoire avait besoin d'un héros, alors j'ai décidé de devenir mon propre héros.

Le commencement

Je me rappelle que depuis le collège, je ne me suis jamais réellement sentie bien avec moi. Trop incertaine, trop timide, trop sage, pas assez d'amis, pas assez jolie, pas assez comme les autres filles. Mon rapport à mon corps était des plus compliqués. Je cherchais à couvrir chaque courbe, chaque parcelle de peau apparent par des vêtements beaucoup trop grands, et chaque matin, je passais un quart d'heure devant le miroir, toujours avec la même pensée : « Si seulement j'avais ce centimètre en moins, je serais parfaite. » Je me rappelle que je regardais beaucoup de vidéos d'anorexiques et leurs témoignages pour me dissuader d'y plonger, je sentais leur mal-être se transmettre à travers l'écran, et pourtant, dans ma tête, je ne sais pas pourquoi je pensais que c'était le seul moyen de me sentir mieux, mais quelle idée, car j'étais beaucoup trop gourmande et jamais au grand jamais je ne pouvais sauter un repas. J'ai donc continué toutes ces années jusqu'au lycée avec toujours ce mal-être dans la peau, mais sans jamais me priver.
À la fin de l'année de ma première, c'est là que tout a commencé. Je me sentais de plus en plus mal face à mon image, mes parents venaient de divorcer, et je pense aujourd'hui que cela a sûrement joué comme facteur favorisant ma chute. J'ai alors enfin décidé de prendre le contrôle sur la seule chose que je pouvais changer à ce moment-là. Alors, du jour au lendemain, le processus enclenché, je lis le manuel comme une poésie à mémoriser, je laisse

ma fragilité, mon humanité de côté et je prends avec moi la fille forte et déterminée que j'ai toujours été pour plonger. Je décide alors de cuisiner par moi-même, ne laissant pas le choix à mes parents. Je passe aussi le temps des repas enfermée dans ma chambre avec mon assiette à essayer de trouver un moyen de m'en débarrasser sans qu'on ne s'en aperçoive ; c'est ainsi que mon grand bureau tout blanc tout beau devient une poubelle géante toute sale, d'une odeur qui reste imprégnée dans les parois de vos poumons. Une poubelle où je cache tous ces aliments qui restent pendant des jours, voire toute une semaine à pourrir au fond d'un placard, puis j'attends le moment propice où il n'y aurait plus personne à la maison pour aller tout jeter dehors. Il y avait constamment en moi ce sentiment de peur intense à l'idée qu'une personne puisse entrer dans la chambre, y rester plus d'une minute et sentir l'odeur petit à petit irriter sa muqueuse nasale et que les molécules enfermées dans ces aliments atteignent son cerveau via ses nerfs olfactifs. Quand ma mère sortait de la maison, je prenais un grand sac pour descendre jeter ce que je cachais le long de la semaine. J'avais constamment cette bombe atomique d'adrénaline dans ma poitrine prête à exploser à l'idée qu'elle pouvait faire demi-tour à chaque instant et me croiser en descendant avec ce gros sac dans la main et me demander ce qu'il y avait dedans. Alors je n'avais pas le choix : chronomètre devant mes yeux, je courais, je fonçais devant les voisins tête baissée le plus rapidement possible pour atteindre la ligne d'arrivée, comme si ma vie en dépendait. Puis j'essayais de camoufler ces odeurs par des litres de parfum à m'en asphyxier. Ces odeurs qui pourtant, encore après des années, ont laissé dans mon nez une partie d'eux que je n'oublierai jamais, comme l'odeur du jus d'un œuf pourri. Je pense aujourd'hui que ceci fut la chose la plus absurde que la maladie m'a amenée à faire.

Des sentiments contraires

Les mois passent et le fruit de mes efforts pointe enfin le bout de son nez, pourtant je ne réalise toujours pas la gravité de ce qui est en train de se passer. Voilà plusieurs mois que je passe à me restreindre drastiquement. Mes journées se résument à attendre que ma mère rentre des courses avec la pauvre pomme de ma journée que je pouvais enfin manger, alors je dormais jusqu'au soir à l'attendre. Je dormais pour oublier ma faim, je dormais pour espérer retrouver un poil d'énergie le lendemain, et c'est ainsi que j'ai tristement appris que le repos ne dépendait pas uniquement du sommeil. Après presque toutes les vacances d'été à cacher mon corps, comme un moyen pour ne pas assumer mes actes et pensées, ma mère me demanda de l'aide, je devais alors m'habiller et descendre avec elle. C'est là pour la première fois que je réalise que mes vêtements ne me vont plus, chaque tissu de vêtement fait trente plis sur lui-même alors qu'ils avaient l'habitude de me coller à la peau. Je croise donc les doigts pour que ma mère ne remarque rien, mais évidemment, elle remarque bien que je flotte au lieu de nager dans mon jean, mais j'étais là à mentir et à la rassurer que ce n'étaient que quelques kilos. Le lendemain, nous allons alors faire du shopping pour me trouver de nouveaux vêtements. Dans la cabine, je stresse à l'idée de demander à ma mère d'apporter une taille en dessous plusieurs fois d'affilée, alors je m'arrête à la taille que je trouve raisonnable. Me voilà dévoilée, face à l'image que je transmets maintenant. Devant ce miroir, je vis un instant de sentiments mélangés : ma bouche sourit à la contemplation de mes jambes toutes fines, mais un sourire qui n'est pas heureux. Suis-je fière ou choquée d'être arrivée à ce que je pensais ne jamais pouvoir atteindre ?

Dans ma tête, je me dis que j'ai réussi, mais je me dis aussi que c'est peut-être trop maigre et que je suis allée trop loin, mais voilà cette pensée qui me traverse l'esprit pour contrer : « Tu ne vas pas commencer à te plaindre alors que tu as enfin réussi à atteindre ton objectif ! » Il est vrai que je n'ai pas eu la notion du temps et de cette perte énorme, vingt kilos en l'espace d'à peine deux mois alors que j'étais partie pour perdre seulement quelques centimètres par-ci et quelques-uns par-là. J'étais arrivée à ce point de non-retour et mon image dans le miroir était juste le reflet de la bataille qui ne faisait que de commencer. Je savais que je ne pouvais pas retourner en arrière et manger comme avant, la peur de reprendre tout ce poids perdu et la peur simplement des aliments étaient maintenant ancrées en moi.

Je me rappelle avoir plusieurs fois essayé de me faire vomir, mais impossible, je me disais que c'était pour le mieux. Cependant, voilà qu'un jour, un pauvre pain au chocolat passe entre mes mains et je tente à nouveau de me faire vomir. J'entre dans la salle de bains, j'ouvre le robinet pour que personne n'entende la scène de crime qui allait se passer et, la tête baissée dans les toilettes, je m'y mets et voilà. C'est fini, je ressors de la salle de bains avec des sentiments encore mélangés en moi : fière de réussir ce que je ne pensais jamais pouvoir accomplir, mais aussi remplie de honte d'avoir seulement réussi à tomber encore plus bas.

La nouvelle moi

Je me rappelle le premier jour de ma rentrée en classe de terminale : je mange une orange dans ma chambre, l'assiette posée sur ma commode près de la télé et le regard tourné vers la fenêtre. Ma mère, à ma porte, me disant qu'il faut que je mange bien pour supporter cette année, et je réplique que oui, j'allais le faire, mais dans ma tête, je pouvais déjà voir les plats de la cantine défiler, ce qui représentait tout ce que je ne pouvais plus manger.
À l'instant où je remets les pieds au lycée, je fais face aux regards bouleversés vers la nouvelle fille que j'étais devenue en l'espace d'un été. Le premier « Est-ce que tu manges bien ? » de ma prof de SVT et voilà mon premier mensonge public que j'avalais dur

comme fer, je réplique avec un grand sourire : « Beaucoup mieux qu'avant ! » On dit que la gestuelle ne ment pas. Bizarrement, je me souviens maintenant de ce petit coup de palpitation dans ma poitrine lorsque je lui réponds, et que je baisse aussitôt la tête sur mon cahier pour me cacher des regards qui pouvaient me fixer, comme si mon corps savait que je mentais ; serait-ce qu'au fond, je savais la triste réalité de mon prétendu bien-être ?

Un déni

À cet instant, la maigreur représentait pour moi la santé. Parce que je mangeais maintenant cinq fruits par jour et des légumes et non plus de pâtisseries, plus de viande, plus de féculents, enfin plus grand-chose et que j'avais maintenant perdu ce que j'estimais être du « gras », alors j'étais bien. Je n'avais pas besoin de manger autant qu'avant, c'était un gain de temps, un gain d'argent, un gain d'un physique nouveau, un gain du regard des autres ; en conclusion, que des raisons qui n'en sont pas. Pour moi, j'étais normale. Mon physique ne me choquait pas, personne n'essayait jusque-là de m'ouvrir les yeux, même si je connaissais l'anorexie en long, en large et en travers, et je savais que je ne mangeais pas assez, que me faire vomir n'était pas normal, mais ma maigreur me paraissait normale. Les midis, je m'isolais pour manger un smoothie fait de quelques morceaux d'ananas et de mangue, et lorsque je devais passer à la cantine, je prenais le minimum sous le regard jugeant des serveurs et des autres personnes autour qui ne comprenaient pas pourquoi je ne voulais pas de viande, de fromage, de dessert, puis je me forçais à prendre des bouchées. Dans ma tête, je devais rentrer dans un chrono d'une heure, une heure pour avaler, puis aller aux toilettes les plus isolées du bâtiment et tout faire ressortir à ma manière.

Tous contre moi

Il y a eu ce jour où j'ai complètement pété un plomb. Un matin, en cours de philosophie, on m'a convoquée chez l'infirmière et je ne comprenais pas pourquoi ; c'est alors qu'une fois dans son bureau, elle se met à me parler de ce que je mange et éventuellement de mon poids. Elle me fait monter sur la balance, je n'avais aucune connaissance, ni même approximative, des chiffres qui pourraient s'afficher. Lors du verdict, comme un flash, je retourne à ce souvenir de la balance qui affichait ce chiffre à mes dix-douze ans et cela me remue de l'intérieur. Elle calcule mon IMC et me dit que je ne suis pas dans la norme, mais bien en dessous. Toute tremblante, je lui réponds : « Je ne suis pas la seule fille du lycée à être aussi maigre, pourquoi ce serait un problème pour moi ? », « Pourquoi ne pas convoquer les autres ? », « Pourquoi moi ? » Le véritable problème était là, j'étais entrée dans ce cercle de la paranoïa où dans ma tête, je voyais les autres aussi fines que moi, mais tout le monde me reprochait à moi d'être anormale, alors je pensais qu'ils étaient juste jaloux et voulaient à tout prix me faire prendre du poids. En sortant du bureau, en pleurs, je décide d'appeler ma mère avant qu'elle ne reçoive l'appel surpris de l'infirmière et je joue la carte de la victime, que j'ai été pesée sans raison et critiquée et j'essaie de la convaincre que je suis bien. Malheureusement, l'infirmière l'appelle par la suite, et lui dit mon poids ; c'est là que ma mère se rend compte elle aussi que je suis tombée trop bas.

Moi aussi j'ai eu une réalisation à ce moment-là. J'ai réalisé ma peur face à un chiffre et la peur face à celle que j'étais devenue, mensonge sur mensonge, juste prisonnière de mes propres pensées qui n'étaient même plus miennes. De là, ma mère me força à manger plus de viande, plus de gras, plus de tout, mais je trouvais toujours un moyen d'y échapper.

Éphémère

Des mois et des mois passés, des efforts quotidiens pour maintenir l'instable, sueur de pensées à réfléchir à des méthodes de plus en plus absurdes pour continuer à m'enfoncer, taper sur mon clavier « comment maigrir » des dizaines de fois, et dans ma tête, je hurlais : « Mais punaise, renouvelez vos sites ! Donnez-moi plus d'idées ! » Plus rien ne semblait marcher sur moi, mon corps avait fait le tour, il résistait et je sombrais dans le désarroi.

Je réalisais que mon corps avait muté, il s'était finalement adapté au martyre qu'il subissait, il n'y avait plus d'harmonie entre nous, l'entente avait brutalement cessé. Mais pourquoi et comment résistait-il autant quand moi, dans ma tête, je n'en pouvais plus ? Serait-il bien plus fort que moi ? Comment n'avais-je pas réalisé que tout devant mes yeux n'était que seulement éphémère ? Je n'ai pas écouté la voix de ma mère qui essayait pourtant de me raisonner. Je tentais de résister aux vagues de la mer essayant de m'emporter, me montrant ma profonde fragilité. J'ai normalisé le simple courant d'air au-dessus de ma tête qui, à chaque caresse sur ma peau, me faisait frissonner. Je refusais tellement d'écouter la réalité que mes oreilles commençaient à se boucher, et pendant des semaines, je tentais, je forçais pour équilibrer les pressions de mon corps pour retrouver mon ouïe parfaite. J'avais tort. Au final, le seul déséquilibre réel qui existait se trouvait dans ma tête et je ne pouvais le corriger par la pression de mon nez, il était temps d'y remédier. Après plusieurs visites chez l'ORL qui ne trouva pas la cause qui bouchait mes oreilles, plusieurs semaines en cours à avoir l'impression d'être noyée sous l'eau avec constamment un mot sur deux qui m'échappait, être là à pleurer de fatigue de cette sensation si désagréable, je commençai enfin à admettre ce que mon inconscient savait déjà : que je devais reprendre du poids. Alors j'ai commencé à manger un peu plus, je me sentais mieux, je prenais un peu de poids, mais qui était bien reparti à mon goût. Mes oreilles retrouvaient cette légèreté qu'elles avaient et je récupérai mon ouïe d'avant, alors le problème était réglé, je pensais que je pouvais arrêter de manger autant.

Un nouveau chez-moi

Un an après, c'est l'année de ma première année de médecine, et quelques mois avant la rentrée, ma mère me proposa de prendre un appartement toute seule pour mieux travailler au calme. J'étais tellement contente de pouvoir enfin prendre une certaine indépendance, et surtout, cela me soulageait de pouvoir vivre mon anorexie en cachette sans stresser à l'idée qu'on me découvre en train de jeter de la nourriture. Je travaille alors de cinq heures du matin à vingt-deux heures, je tiens debout essentiellement grâce à des bananes espacées très précisément au cours de la journée, et j'arrête de manger à dix-sept heures. Vers dix-neuf heures, le cauchemar était au rendez-vous. Je bataille pour garder mes yeux ouverts, je bataille pour garder mes neurones connectés, chaque mot qui sort de ma bouche a une lenteur extrême, aucune lettre n'est dans le bon ordre, mon cerveau manque de glucose, mais malheureusement, j'ai mangé mon quota de bananes pour la journée et je dois résister pour les cent quatre-vingts minutes restantes de la journée. Le mois avant le premier concours de l'année, c'était un mois où l'on restait à la maison pour réviser à fond, alors j'ai décidé de diminuer un peu mes portions pensant que mon corps n'aurait plus besoin de cet extra d'énergie vu qu'il allait moins bouger. Alors, un mois à carburer pour réussir ce concours, le matin du jour J, j'y vais avec ma mère et, en me voyant habillée, elle me fait la remarque que j'ai maigri, que le peu que j'avais pris, je l'avais reperdu, et que si je ne prenais pas rapidement du poids, je rentrerais à la maison. Sachant que pour moi, rentrer à la maison aurait été un gros cauchemar, cet avertissement a aidé à connecter mes neurones entre eux, et en sortant de la maison, me retrouvant face à moi-même dans le reflet du grand miroir de mon hall, je réalise qu'effectivement, j'avais touché le fond ; finalement, cette extra-énergie, mon corps en avait peut-être bien besoin. Plusieurs fois, il m'arrivait de sortir de chez moi et de me confronter à l'image de moi-même devant ce même grand miroir, face à un corps que j'avais de plus en plus de honte à montrer et à assumer, je réalisais chaque jour un peu plus ma maigreur, mais je m'efforçais de refuser d'admettre que je n'aimais pas ce physique.

Ma première patiente

Après le concours, je retrouve pleinement conscience. Je réalise que je suis en train de me battre chaque jour pour obtenir un diplôme et faire un métier où les gens vont placer leur confiance en moi, vont compter sur moi pour prendre soin d'eux, les conseiller, les éduquer, les soigner, les guérir. Mais comment prendre de telles responsabilités si je m'y prends tellement mal avec moi-même ? Je ne pouvais simplement plus prétendre vouloir guérir les autres si je me tuais moi-même à petit feu. Je ne voulais pas avoir l'angoisse un jour de me retrouver à la place du patient et faire un malaise lorsque je serais à son chevet en train de le soigner, je ne pouvais pas permettre à mon cerveau de s'éteindre après dix-neuf heures parce qu'il n'avait plus d'énergie alors que j'aurais un patient devant moi entre la vie et la mort pendant une garde. Je devais croire et appliquer ce que je prônais, être la meilleure docteure que je pouvais au maximum de ma forme, donner tout ce que j'avais, je devais simplement être ma première patiente. Je commençais aussi à voir de plus en plus de femmes avec des formes s'afficher sur les réseaux sociaux et promouvoir l'image d'une femme musclée, d'une femme avec des formes et qui en était fière, je voulais alors être aussi forte qu'elles. J'ai fini par prendre conscience que la vie était « plus », plus que la nourriture, plus qu'un corps, et qu'il n'y avait pas « qu'un » corps et que là rentrait en jeu la diversité de l'être humain. Je suis moi comme je dois être, comme j'ai envie d'être, et si quelqu'un n'est pas content, eh bien je ne veux rien y changer. J'ai enfin fini par m'admettre que cela faisait déjà un moment que je n'aimais plus être aussi maigre, mais que je continuais parce que c'était comme ça qu'il fallait être aujourd'hui pour être considérée comme jolie alors j'essayais d'être comme celle que je m'étais mise dans la tête que les autres voulaient que je sois. J'ai réalisé qu'il y avait tellement d'autres nourritures à manger que des choux ou des fruits et qui me donnaient tellement envie, tellement que je me forçais à inhiber ces envies. Je n'avais juste plus l'énergie à perdre mon temps avec de simples futilités, j'en avais simplement marre de ne pas profiter, je voulais seulement moi aussi me donner l'autorisation d'apprécier et vivre ma propre vie.

Les régimes après le régime

Je parle ici de mon alimentation plus en détail autour de l'orthorexie et de mon véganisme, au début de ma guérison et au-delà, dans la deuxième partie de mon livre, je te laisse alors te référer au chapitre avec le même intitulé.

La vraie moi

J'ai toujours été tout feu tout flamme ; quand je décide quelque chose, j'y vais. Alors, du jour au lendemain, j'ai fait mon premier gros plat avec du riz et de la patate douce. Un repas riche en glucides, pour un regain d'énergie que mon corps me suppliait de lui donner, et chaque bouchée était une merveille, je n'ai jamais autant apprécié un plat de ma vie. De là, je continuai alors à manger sans me restreindre, je pensais que cela allait être simple et que j'allais juste pouvoir écouter ma faim physique. Eh bien non. C'est une chose très difficile à faire quand ton corps a oublié pendant tellement de temps d'avoir faim, alors j'écoutais mes envies et cette nouvelle faim que j'ai découverte, la faim mentale. Très tôt, je me voyais changer dans le miroir ; sans grosse surprise, j'étais presque redevenue celle que j'étais avant mon anorexie, mais ma réaction face à elle, celle que j'avais devant moi, fut ce qui m'a le plus choquée. J'avais tellement grandi tout ce temps sans me laisser l'occasion de me redécouvrir, je marchais les yeux fermés en m'empêchant d'évoluer. Je vois alors ce reflet dans le miroir et je me reconnais finalement pour la première fois depuis deux ans, je me suis enfin retrouvée. Une renaissance, un éveil de conscience, comme retrouver une vieille amie et se rendre compte à quel point elle nous avait manqué. Ma première réaction a été si paradoxale, une joie d'enfin retrouver des fesses que j'essayais tant d'effacer, des cuisses et des formes que maintenant j'adorais alors que je pensais tellement les haïr. Évidemment, tout en moi ne me plaisait pas complètement, comme un ventre que j'aurais aimé ne pas retrouver. Mais dorénavant, j'apprenais à voir ce que je pouvais apprécier au lieu de me convaincre de les détester, alors plus je me persuadais que j'aimais ces petits détails, plus j'apprenais à m'accepter, avec chaque matin un petit « tu es jolie », « je t'aime », « t'es parfaite comme tu es ».

J'ai appris la vraie définition de ce qui est joli. On est jolie quand on décide de l'être, parce qu'on apprend qu'on a beaucoup plus en nous à donner, on est jolie parce qu'on laisse transmettre une lumière de beauté qu'on laisse émaner de l'intérieur pour illuminer l'extérieur, et peu importe notre physique, on sera alors jolie. Deux personnes au même physique ne transmettront pas la même beauté selon leur attitude face à la vie, face au moment, face à elles-mêmes, et on dira jolie pour l'une, mais le dirait-on forcément pour l'autre ?

Je faisais de nouveau face aux regards des gens qui me voyaient encore changer, mais ma priorité maintenant était de regarder à travers mes propres yeux et non plus de me plonger dans ceux d'autrui. Finalement, j'ai réalisé que les gens ne faisaient même pas autant attention à ce pour quoi je me suis quasi donné la mort, mais c'était moi qui pensais que tout le monde cherchait le moindre détail d'imperfection à pointer sur moi. Alors, pendant plusieurs mois, j'ai mangé, énormément, parfois plus que ce que mon corps pouvait supporter, je ne savais plus quand

j'avais faim, quand je n'avais plus faim, je ne pouvais écouter
que mes envies, et ma seule envie était de manger sans arrêter,
alors le seul signal auquel je pouvais me référer était la douleur
à la distension de mon estomac pour m'arrêter. Je pensais que
manger allait me donner de la force, alors oui, certes, j'avais enfin la sensation d'être une pâte al dente plutôt qu'une nouille
trop cuite et ramollie, mais ce qui était le plus dur, je pense,
c'était d'assimiler de si grandes quantités qui demandaient beaucoup d'énergie pour la digestion et je finissais par tomber de
sommeil sur mon bureau, un sommeil incontrôlable, et évidemment, avec les révisions, ce n'était pas facile. Je ne cacherai pas
que cela faisait un peu peur de voir que je pouvais autant manger, mais au fond, je savais que je ne devais pas abandonner, que
ma faim allait se réguler, que mon corps allait réapprendre à me
faire confiance et que moi aussi, je devais apprendre avec lui.
On était maintenant une équipe, même si lui pendant tout ce
temps était encore resté mon coéquipier quand moi je le rabais-
sais, il a été plus fort que moi et c'était grâce à sa force que je
pouvais maintenant reprendre ma vie en main.
J'écoutais énormément de témoignages d'anciennes personnes
avec des troubles du comportement alimentaire partageant leur
expérience à travers la rémission et cela me rassurait de savoir
que tout ce que je vivais était normal. Je comprenais que ces
petits moments d'inconfort où parfois mon cerveau me disait
qu'il était plus simple d'être malade que d'essayer de guérir
n'étaient que passagers. Cependant, je savais pourquoi je me
battais. Je le faisais parce que je voulais être une preuve de plus,
comme ces gens, qu'on peut s'en sortir, une graine d'espoir en
plus, et il était hors de question qu'une foutue maladie remporte
la victoire sur moi. J'ai toujours su les armes que j'avais, que
mon envie de m'en sortir était ma plus grande arme. J'ai toujours
su que ce pas de plus, chaque jour, était un pas plus proche de
ma vraie destinée, celle que j'avais envie d'écrire, et j'ai décidé
d'écrire des pages de victoire sur ma vie.

L'hyperphagie nocturne

Voilà un trouble du comportement alimentaire dont on entend peu parler et qui peut sembler étrange au premier abord. Les personnes qui en souffrent peuvent se sentir isolées, éprouver de la honte envers elles-mêmes, se sentir incomprises par les autres, même si cela reste en général caché, un secret entre nous et le silence de la nuit.

L'hyperphagie nocturne est définie comme un sujet qui mange tard après le dîner ou bien se réveille en pleine nuit pour manger au moins vingt-cinq pour cent de son apport quotidien. Elle est en général accompagnée d'une anorexie diurne où la personne n'a plus faim après avoir mangé la nuit, et essaye de compenser la journée par culpabilité, vous imaginez bien alors que cela crée un cercle vicieux.

Le sommeil a toujours été très important pour moi, un minimum de sept à neuf heures de sommeil, sans jamais avoir souffert de réelle insomnie jusqu'à ce que j'expérimente enfin le monde de la nuit. Vers l'année 2019, alors que je suis dans ma deuxième année de médecine, l'été avant la rentrée, je décide de travailler en tant qu'aide-soignante à l'hôpital. J'enchaîne alors deux mois d'expérience formidable dont j'apprécie chaque moment, ne me doutant pas que cela allait avoir un impact important dans ma vie. C'est durant cet été que mon sommeil a vraiment été chamboulé. Durant ces deux mois, j'ai changé mes horaires habituels : au lieu de me réveiller à cinq heures, je me levais à quatre heures du matin, je passais des journées assez stressantes, évidemment, puisque ce n'était pas un métier facile et que je n'avais pas d'expérience. J'étais fatiguée, mes repas étaient décalés et je mangeais même moins sans me rendre compte, bref, mon corps était épuisé. Je n'avais pas à me plaindre ; après tout, c'était un choix tout à fait volontaire de vouloir travailler autant et m'évader de mon monde, découvrir d'autres expériences, m'enrichir et profiter de mon premier boulot.

Dès septembre, les insomnies que j'expérimentais déjà durant l'été ne se sont pas arrêtées. Je pense que c'est vers ce moment que j'ai commencé à grignoter quand les réveils nocturnes me frappaient, notamment parce qu'en plus, j'avais perdu du poids durant l'été à travailler et mon corps avait donc besoin de manger. Au début, il n'y avait que des grignotages, une cuillère de céréales, un yaourt, rien qui ne faisait que je n'avais pas faim au réveil. Malgré la reprise de poids et mon rythme habituel, ces réveils nocturnes et ces grignotages ne cessaient pas. Quand je recevais du monde chez moi, surtout la nuit, j'avais cette peur de me réveiller et ne pas résister à la tentation de manger quelque chose, alors oui, je me réveillais encore, mais le fait d'avoir quelqu'un près de moi m'empêchait de me lever par peur qu'on me fasse une remarque. Alors, il y a eu des phases où je ne me réveillais plus pour manger, puis des phases où cela a empiré. En 2020 et 2021, les petits grignotages étaient devenus de vrais repas. Je mangeais un, deux, trois repas, voire tous mes apports d'une journée, ce qui entraînait la journée suivante une perte d'appétit, alors je grignotais simplement un petit quelque chose jusqu'à la nuit d'après, où le cycle recommençait.

Comment décrire cette pulsion, cette sensation de besoin impérieux de manger quelque chose pour pouvoir se rendormir ? J'avais beau tourner en rond dans mon lit, la pensée de manger m'envahissait et impossible de me rendormir sans y succomber, comme les pulsions d'une crise d'hyperphagie boulimique la journée, sauf qu'il était minuit passé. Mes réveils étaient cadrés, je me réveillais toujours vers cette zone mystérieuse de minuit. C'était un autre horaire auquel mon corps s'était habitué, en plus de mon réveil du matin et de mon coucher du soir, ce rythme était ancré dans le mien. Puis petit à petit, avec le temps, il n'y avait plus de rythme. À peine dormi qu'une heure après, je me réveillais, puis trois heures après, puis encore une heure après, chaque réveil m'invitant à manger si je n'avais pas assez mangé au réveil précédent. Je me disais que si ces pulsions continuaient la nuit, c'était sûrement parce que je ne mangeais pas assez durant la journée. Malheureusement, même en augmentant mes apports la journée, je me retrouvais le soir même devant mon frigo à grignoter, donc ma première hypothèse n'était pas la bonne. Puis je pensais que si je mangeais la nuit, c'était parce que je me réveillais la nuit, alors il fallait cesser ces réveils. Pour cela, j'ai fini par me rendre à la pharmacie pour acheter de la mélatonine à libération prolongée à base de plantes, dont les plantes devaient m'aider à calmer les ruminations de mon cerveau, je pensais que cela allait peut-être calmer la petite voix me disant de manger. La nuit suivant la prise du médicament a été bouleversante pour moi et m'a ouvert les yeux. Cette même nuit, je m'étais réveillée dans un état mi-endormie mi-réveillée et, hélas, je me suis retrouvée devant mon frigo. J'ai ouvert la porte pour me faire un bol de céréales avec du yaourt et du beurre de cacahuète, et seulement après quelques bouchées, je retrouvai mon état conscient. Bref, j'étais toujours au même point, et ce malgré la mélatonine. Durant ce réveil, ce qui m'a frappée, c'est que je n'ai pas eu le temps de réfléchir à aller manger, c'était comme si mon cerveau était éteint et que mon corps se déplaçait comme un robot avec un algorithme défini, alors c'était clair : mon cerveau avait créé une habitude à laquelle mon corps obéissait chaque nuit. Au réveil le lendemain, j'ai beaucoup réfléchi à cette nuit et aux précédentes. Puisqu'en mangeant à ma faim la journée, et en essayant d'équilibrer mon sommeil, je continuais avec le même schéma, je ne devais plus m'occuper de ce qui tournait autour de mon alimentation ni de mon sommeil, mais m'occuper à effacer cette habitude de me réveiller pour manger. Je me suis souvenu du livre *Brain Over Binge* de Kathryn Hansen où elle disait que la seule raison pour laquelle on fait des crises de boulimie, c'est pour répondre à cette pulsion et ce sentiment de besoin irrésistible pour faire disparaître cette voix insistant à nous faire agir, et pas forcément pour une question de faim ou une envie de faire une crise. Alors je savais que peu importe ma faim, je répondais à ce besoin impérieux de manger. Je décide donc de tenter l'expérience et de me montrer que ce n'est pas moi qui ai faim ou ai envie de manger, mais juste mon cerveau qui m'envoie ces pulsions par l'habitude que j'ai instaurée. J'ai tenté ma première nuit avec cette idée en tête, avec l'appréhension de me retrouver encore dans un état semi-conscient et de me diriger directement vers le frigo sans réfléchir. Cette nuit, je me suis réveillée deux ou trois fois et c'était une sensation différente. Je ne ressentais plus ce besoin impérieux d'agir ; dès mon réveil, j'identifiais cette voix me disant de manger puisque je m'étais réveillée et qu'il était l'heure, et c'est ce que j'aurais fait en temps normal, mais je savais pertinemment que je n'avais pas faim et que je n'étais pas dans l'obligation d'agir pour pouvoir me recoucher, j'étais très sereine et j'ai pu me recoucher sans difficulté. Cette nuit a été la preuve que ce n'était pas un besoin comme je le pensais, mais juste une mauvaise habitude, il fallait alors la défaire en recommençant chaque nuit le même processus de prise de conscience et d'action.

J'avais aussi pris rendez-vous chez le médecin pour avoir des somnifères. Étant une personne qui ne prend que rarement des médicaments, disons que ces réveils commençaient réellement à impacter la qualité de ma vie. Cependant, après le déclic que j'avais eu, je ne pouvais simplement pas les prendre, cela n'aurait fait qu'étouffer le problème. En les prenant, certes, j'aurais pu dormir, mais je n'aurais pas appris à résister à ces voix. Bien que la vraie solution semblât évidente, j'ai quand même décidé de prendre ces somnifères. Je voulais faire de ce trouble que je vivais une expérience, voir si en agissant sur mon sommeil, ces voix me disant de manger disparaîtraient ou bien est-ce qu'après avoir arrêté les médicaments, elles referaient surface, et si oui, alors c'est que la solution serait de travailler sur ces voix précisément. Sachant que mon sommeil avait un réel problème avec une insomnie persistante depuis plus de deux ans et qui avait finalement mené vers cette hyperphagie nocturne, qui ne faisait qu'amplifier mon insomnie, je devais aussi me concentrer sur ce point. J'ai fini par me rendre chez le médecin, tout de même incertaine de mon choix. J'explique alors ce qu'il se passe au médecin, mon insomnie et l'hyperphagie nocturne. On décide alors tous les deux, au vu de mon jeune âge, de ne pas opter pour des somnifères, des benzodiazépines, qui en réalité seraient la seule solution pour éviter ces réveils nocturnes, mais de commencer par des molécules plus douces, des antihistaminiques, sans dépendance et qui me feront me sentir moins somnolente le lendemain. Comme le médecin me l'a bien expliqué, cela n'allait pas empêcher les réveils au milieu de la nuit, mais m'aiderait à dormir plus rapidement, mais je décide de tenter l'expérience. Vint alors la première nuit de test ; je ne m'attendais pas à un miracle et je le pris avec l'appréhension de me réveiller et continuer mes escapades nocturnes vers le frigo. Je ne vais pas faire durer le suspense plus longtemps : j'ai fini par me réveiller cette nuit et manger. Puis, les autres fois, il y a eu des nuits avec moins de réveils, sans manger, et d'autres avec autant de réveils qu'avant, bref, sans grand succès.

J'étais arrivée à un point d'incompréhension totale envers moi-même. Pourquoi est-ce que je continuais encore à obéir à ces pulsions ? Pourquoi manger si je finissais par me réveiller fatiguée le lendemain et que mes plans tombaient à l'eau pour la journée parce que je n'avais pas d'énergie ? Tant de « pourquoi ». Je ressentais les manques d'une vie disons plus normale, comme le goût de la nourriture durant la journée et simplement l'envie de faire un vrai repas lorsque le soleil est levé et non plus couché. Je savais que je méritais une vie plus normale et je devais m'en sortir. Je voulais surtout un jour être digne de pouvoir sortir mon livre et donner de l'espoir en disant : « C'est possible ! » Je me retrouvais alors à avoir le même but que quatre ans en arrière quand j'étais anorexique : l'envie de m'en sortir pour être une victoire de plus contre les TCA. Quand j'étais au cabinet, le médecin m'a dit qu'il fallait trouver la cause sous-jacente à mon trouble alimentaire et pourquoi, après des années, il recommençait à apparaître sous une autre forme. Effectivement, il se déguise « sous une autre forme » ; même si je n'étais plus dans cette mentalité des TCA, je devais m'avouer que ce que je vivais n'était pas normal, et je n'étais pas prête à me laisser faire et le laisser pointer le bout de son nez déguisé sous d'autres formes, ni au temps d'Halloween, ni plus jamais. Il peut, lui, se déguiser, mais moi, je n'ai pas besoin de changer d'apparence pour savoir qui je suis, et je suis toujours la même fille qu'il y a quatre ans, toujours aussi déterminée à s'en sortir pour elle et pour aider les autres, et c'est avec la plus grande conviction, la plus grande assurance tel que je savais au fond de moi que j'allais réussir.

Un mois entier tout à toi

L'été 2020, lors de ma rentrée à ma quatrième année de médecine, le début de mon externat (étudiant entre la 4ᵉ et 6ᵉ année), nous devions alors choisir notre premier stage pour cette année. À chaque choix de stage, nous sommes dans un groupe différent ; cette fois-ci, j'étais vers la fin de la liste, alors il ne me restait pas énormément de choix, et parmi ceux restants, il y avait notamment le service de nutrition. La nutrition m'a passionnée depuis ma terminale et a été la principale cause qui m'a poussée à me diriger vers la médecine. Je pense, inconsciemment, que le fait d'être tombé dans l'anorexie à l'époque m'avait donné envie de trouver comment m'en sortir en apprenant le plus de choses sur ce qu'était réellement la nutrition et non comme la maladie voulait que je la perçoive. Alors, je décide de choisir mon stage en service de nutrition. Après mon choix, je me sentais un peu anxieuse à l'idée de me retrouver pendant un mois entier entourée de personnes de mon âge, même plus jeunes, parfois plus âgées, qui souffraient de troubles du comportement alimentaire, un monde duquel j'essayais de m'échapper depuis tant d'années et un passé que je voulais oublier. Alors les jours passent, le stress monte et on arrive enfin à ce fameux jour J de début de stage. Lors de la répartition des externes dans les différents pôles du service, entre l'hospitalisation à la Croix-Rouge pour les TCA, l'hôpital de jour (HDJ) des TCA et le service de prise en charge de l'obésité, je me retrouve deux semaines à la Croix-Rouge et deux semaines à l'HDJ, donc inévitablement entourée de personnes souffrant d'anorexie et de boulimie pour la grande majorité.

Il m'était déjà arrivé une à deux fois de tomber sur des personnes anorexiques au sein de l'hôpital avant ce stage. La première fois, c'était huit mois après le début de ma rémission, lors de mon tout premier stage d'été aux urgences adultes. Je me rappelle ce moment où je collais des patchs pour faire un électrocardiogramme à cette jeune dame blonde en effleurant ses côtes sur sa chair toute fine, un moment très inconfortable pour moi où j'étais un peu retournée, et je sais que la seule chose que j'avais envie de lui dire, c'était simplement : « Il est possible de s'en sortir, tenez bon ! » Et pourtant, voilà les mots qui sortirent réellement de ma bouche : « Voilà, l'examen est fini, vous pouvez vous rhabiller. » Encore à ce jour, je regrette de ne pas lui avoir dit ces quelques mots, et depuis, dans mon cœur, reste cette envie constante de parler à tous ceux qui sont malades et leur dire ces mots d'espoir.

Il y avait quand même une part de moi, cette fille à la blouse blanche, qui était excitée à l'idée de voir toute la prise en charge médicale des TCA, voir ce par quoi j'aurais dû éventuellement passer un jour, mais que j'ai évité. Alors ça y est, je rentre dans ces couloirs remplis essentiellement de très jeunes adolescentes, je vois les corps anorexiques que ma mémoire essayait d'effacer et je me revois moi dans leur maigreur, leur peur, les mots, les actions, une petite part de l'ancienne moi en chacune d'entre elles. Avoir un cœur très sensible et laisser de côté cette « moi extérieure » pour devenir cette « moi étudiante en médecine » n'est pas toujours facile. C'était une chose sur laquelle mon maître de stage, à qui je me suis confiée sur mon passé, insistait énormément, surtout pour me protéger moi-même et aussi parce que le devoir d'un médecin à l'hôpital est tout d'abord le devoir d'un médecin. Malheureusement, on ne peut tout prendre trop à cœur, porter dix casquettes et sauver tout le monde comme on le voudrait. Alors, cette envie que j'avais en moi grandissait au fur et à mesure du stage, celle d'être une amie pour ces patients et non une blouse blanche, et si je ne pouvais leur parler de plein cœur au sein de l'hôpital, alors je devais le faire d'une autre manière. Alors je commençai à observer les difficultés quotidiennes rencontrées par les patients pour en faire un petit livret pour les aider dans ces moments de doute, de peur, de solitude, notamment encore plus pour ces personnes qui n'ont pas de prise en charge et qui se retrouvent toutes seules face à leur propre combat. J'ai aussi fait une analyse de moi-même durant ce stage et je me suis rendu compte qu'après avoir passé un mois autour de ce que fut un jour mon quotidien d'enfer, entourée de toutes les tentations qui auraient pu me faire replonger, malgré cela, aucune partie, même minime, de moi n'avait d'attirance pour ce que je voyais. Je savais alors que tout cela était réellement derrière moi et qu'il était temps maintenant d'aider les autres.

La cause de mon hyperphagie nocturne : une dernière épreuve

M'en sortir, mais pourquoi ? J'écris ce livre pour clôturer un long chapitre de ma vie, celui qui m'a amenée à me détruire, mais surtout à m'aimer inconditionnellement. Il m'a appris à me battre pour les autres et devenir une lueur d'espoir, une petite voix qui chuchote simplement au milieu de l'incertitude que « c'est possible ». J'ai attendu d'être complètement guérie pour cela. Tant de fois, j'ai pensé être complètement guérie, mais des rechutes m'ont rappelée que je n'étais pas intouchable, que j'étais encore vulnérable et que je devais en passer par là pour me fortifier. Ma dernière étape a été d'affronter cette épreuve qui n'était qu'une épreuve de plus, pas des plus simples, mais pas plus difficile que les autres : mon hyperphagie nocturne. Elle était devenue cette nouvelle zone de confort, je cherchais finalement par elle un confort dans la nuit qui m'avait été enlevé au moment où celle-ci a commencé à empirer. J'avais eu peu avant, en 2020, une période où toutes mes nuits se résumaient à des cauchemars me réveillant en sursaut, couverte de sueur, j'en avais perdu toute l'appréciation de dormir, toute la tranquillité que cela pouvait m'apporter un jour.

J'ai finalement réalisé, plus d'un an après cette épreuve, que mon hyperphagie me servait peut-être de réconfort dans la nuit pour calmer mon cerveau qui gardait encore des traces bien trop récentes de ces mois de nuits interminables où existait seulement la peur. Mes cauchemars étaient liés à mon enfance, une enfance où les nuits étaient justement un moment où je cherchais un réconfort que je n'arrivais pas à trouver, et je m'endormais avec une boule de peur au ventre une peur incontrôlable. Puis mon anorexie, apparue au moment où je n'avais le contrôle sur rien, m'ayant permis de me rassurer sur le fait que je pouvais enfin être maître de quelque chose. Alors, pensant ainsi, cette hyperphagie nocturne ne me surprend pas tant que cela. Je me dirigeais juste vers la nourriture au vu de mon passé très proche avec celle-ci et du pseudo-réconfort qu'elle m'apportait en me donnant le contrôle sur un aspect de ma vie, quand de nouveau je suis déboussolée face à ces cauchemars contre mon gré. Mes cauchemars étant finis, je devais donc apprendre une nouvelle manière de rassurer mon cerveau, en dehors de la nourriture, de lui montrer que le danger n'existait plus et qu'il était maintenant possible de dormir en paix et en tout confort, sans avoir besoin de quoi que ce soit pour le rassurer au milieu de l'obscurité.

J'ai appris à être patiente devant cette épreuve, l'accepter et l'affronter, parfois me laissant complètement dominer par elle, la laissant devenir une part de ma vie, une habitude collée à ma peau, mais au fond de moi, je savais que je ne voulais pas passer les dix prochaines années de ma vie à vivre ainsi, la maladie ne m'en avait déjà que trop volées. J'ai continué d'écrire mon livre au milieu de cette épreuve, comme si elle était derrière moi, je n'aurais absolument rien laissé m'empêcher de faire passer mon message, que je voulais cependant faire passer avec la plus grande des franchises. Oui, j'ai chuté, beaucoup de fois, plus que ce que j'aurais imaginé, mais j'ai continué de me relever, à vouloir faire partie des gagnants, j'ai parfois renoncé à mes valeurs face à la voix de mes TCA, mais je n'ai jamais oublié cette voix plus grande en moi qui n'a jamais cessé de raisonner pour me rappeler de me battre et de m'en sortir pour la faire entendre au monde. J'ai continué d'écrire, car je savais que tout cela, dans un avenir proche, allait se retrouver dans un passé lointain et que plus rien n'avait le droit de me voler encore des heures de ma vie. Mes rêves ont continué de fleurir au milieu du doute du jour et de la nuit, même quand mes actions me disaient le contraire. Alors voilà, si ce livre est aujourd'hui entre les mains d'une personne, c'est que j'en suis à la fin de mon épreuve, et je souhaite à la même personne d'écrire un jour sa propre victoire.

Une nouvelle aventure

Le mois précédant le début de ma thérapie, je sentais au fond de moi que je venais à bout de cette hyperphagie nocturne. Mes insomnies se résumaient à un ou deux réveils nocturnes de quelques minutes, sans ce besoin impérieux d'aller manger quelque chose pour me recoucher. Je commençais enfin à retrouver une stabilité et j'étais sûre que cette fois-ci, elle allait perdurer. Avec le temps, la pratique, les mille méthodes que j'ai testées pour en venir à bout, la solution se trouvait depuis le début au fond de moi, depuis mon anorexie, elle a toujours été la même : mon envie de m'en sortir et d'accomplir mes rêves.

Alors maintenant, je laisse une vieille aventure bouclée entre les pages de ce livre pour commencer à en écrire une nouvelle. Une nouvelle qui m'apprendra encore tant de choses sur moi, la personne que je suis et que j'aspire à être, et me permettant d'accomplir encore ces millions de rêves en moi.

Un message à mon corps

Mon corps, j'ai besoin que tu m'écoutes, j'ai quelque chose à te dire, je ne sais pas si tu voudras le lire, mais peu importe, je me lance et je prends le risque que tu me rejettes comme je t'ai rejeté. Je sais que beaucoup de choses se sont passées ces dernières années, je sais que j'ai dérapé avec toi, et pourtant, tu as essayé de me raisonner tout le long. Dis-moi si j'ai perdu ta confiance à un moment, dis-moi si ma trahison a dépassé les limites de ma raison. Je sais que je t'ai critiqué et je n'attends pas de toi que tu y sois insensible, mais j'espère qu'il reste encore une partie de toi que je n'ai pas su briser, parce que j'aimerais te retrouver tout entier. Je suis désolée pour les moments atroces que je t'ai fait endurer. Je sais que tout est ma faute, mais j'ai besoin de ton pardon. Je me rends compte avec le recul à quel point tu as été si fort, et même plus que moi, tu as tenu chaque choc sur tes parois. Je sais maintenant que tu n'étais pas contre moi, mais tu essayais juste de me protéger contre moi-même.

Tu sais, j'essaie de mon mieux de rattraper tout cet amour que je t'ai négligé et l'attention que j'ai manqué de te donner. Je suis désolée pour les moments atroces que je t'ai fait endurer. Je t'ai vu souffrir trop longtemps par les dommages que tu as endurés à cause de moi. J'ai espéré pendant des mois retrouver ma santé au meilleur état que je l'avais laissée il y a quelques années et que je n'aurais jamais dû quitter pour de fausses promesses illusoires. Je pensais que la nourriture était ton ennemie, qu'elle t'empêcherait d'être plus beau, j'ignorais qu'elle était une source d'énergie, de vie, et aujourd'hui, c'est grâce à elle que tu rayonnes de beauté scintillante chaque jour où la vie te donne l'opportunité de te réveiller.

Je sais que j'ai perdu trop de temps, j'ai fait passer des gens que je ne connaissais pas avant toi, avant le meilleur ami que j'ai, pour voir ces centaines d'yeux m'admirer, mais je me rends compte que tes deux yeux à toi sont les seuls dont j'ai toujours eu besoin. J'aurais aimé pouvoir te regarder dans ces mêmes yeux, te dire à quel point tu étais magnifique à l'époque et que les années te rendront encore plus magnifique, ces mêmes yeux que je n'osais pas croiser, par peur de voir le rejet que j'éprouvais s'y refléter. Alors aujourd'hui, plus un jour ne passera sans que tu ne saches ta valeur et à quel point je t'aime et combien tu comptes pour moi. J'ai honte, honte de t'avoir détesté autant sans raison. Tu es moi après tout, je suis toi, nous sommes un, un seul coéquipier pour la vie et à toi je resterai unie pour toujours.

Alors je sais, je t'ai fait vivre ces quelques années épouvantables, j'ai essayé de te faire disparaître pour essayer d'être quelque chose, devenir quelqu'un. Je me suis rendu compte au final que sans toi, ce que je pouvais être était simplement personne, parce que c'est grâce à toi que je suis, que je vis et que j'ai l'opportunité de devenir. Alors désolée, mais non, je ne regrette pas d'être passée par ces années d'anorexie, de boulimie, je ne regrette pas pour une raison, car elles m'ont appris à enfin t'aimer et d'un amour si inconditionnel et si profond que je ne sais pas si c'est un niveau que j'aurais atteint si je n'avais jamais autant touché le fond.

Merci de me donner chaque jour la force d'accomplir mes rêves et de me surpasser dans ce que j'entreprends, merci de m'avoir donné une seconde chance et je te promets que je croirai toujours en toi, en tes capacités. Je croirai aussi ces gens quand ils me disent que tu es beau et je croirai en moi pour faire passer mon amour pour toi avant le reste du monde, parce qu'au fond, je sais que je t'ai toujours aimé.

2 – « J'ai réussi pendant dix-sept secondes »
Maëva S.

Je m'appelle Maëva, j'ai vingt-et-un ans et je souffre d'anorexie restrictive depuis un an et demi. Je vais commencer par vous expliquer la raison pour laquelle je suis tombée là-dedans. Cela fait maintenant onze ans que je suis émétophobe[1]. C'est une phobie s'est déclenchée en primaire lorsque ma maîtresse d'école me faisait à de multiples reprises des réflexions sur ma vie privée devant toute la classe, ceci me rendait très anxieuse, m'empêchant d'aller à l'école pendant deux semaines à cause de la pression, et je n'ai fait que vomir du matin au soir chez moi. Par la suite, cette phobie s'est ancrée en moi. Je craignais de voir ou d'entendre quelqu'un vomir. Que ce soit dans la vraie vie ou bien à la télévision, je ne pouvais ni lire ni écrire le mot « vomi » ou bien ses synonymes. J'avais peur d'aller en boîte de nuit et voir quelqu'un vomir, peur d'aller aux parcs d'attractions, et j'avais toujours des médicaments anti-vomitifs sur moi.

Cette phobie était désagréable, mais ne m'empêchait pas de vivre et de prendre du bon temps, jusqu'à ce qu'un évènement vienne tout faire basculer.

En 2019, je me suis fait opérer des dents de sagesse, l'opération s'était bien passée, mais quelques semaines plus tard, j'ai eu une infection dentaire j'ai donc été sous antibiotiques pendant une semaine. Puis environ deux semaines plus tard, j'ai eu une très grosse angine et j'ai été hospitalisée quelques jours sous antibiotiques encore une fois, car l'angine s'était compliquée et je n'arrivais plus à boire ni à manger. Une fois que j'ai pu rentrer chez moi, c'est là que l'enfer commença. N'ayant rien avalé depuis trois jours, le peu que je mangeais me donnait de fortes nausées. Étant émétophobe, j'ai commencé à paniquer, car pour

---

[1] Émétophobie : avoir la phobie de vomir.

moi, à partir de ce moment-là, une chose tournait en boucle dans ma tête : manger = avoir la nausée = risque de vomir. C'est à ce moment-là que j'ai commencé un combat quotidien contre la nourriture. J'ai retiré petit à petit de mon alimentation tous les aliments lourds à digérer pour moi, à commencer par le gras (frites, kebab, tacos, raclettes, charcuterie…), ensuite tous les plats en sauce ou déjà prêts (pâtes carbonara, daubes, lasagnes…), les viandes et poissons. J'ai donc perdu vingt-et-un kilos en quelques mois, en passant de soixante-dix kilos à quarante-neuf. En bref, depuis un an et demi que ne mange plus que des salades composées. Mon corps est devenu squelettique, je ne m'aime pas comme ça, car je me trouve maigre, sans formes et pas belle. Mais en me regardant dans le miroir, je me dis qu'il y a des filles ou même des hommes qui vivent une anorexie pire que la mienne et qui sont dans un état beaucoup plus critique que le mien. Je me pèse tous les matins en ayant l'espoir que tous les petits efforts que je fournis feront monter les chiffres sur la balance. Quand c'est le cas, je suis heureuse et motivée de donner plus, mais quand je vois le chiffre descendre, pour moi, c'est comme si tous les efforts que j'avais faits s'écroulaient. Je ne veux pas maigrir, je veux juste grossir et reprendre un poids normal comme avant.

À l'heure actuelle, j'en ai marre de cette vie, et quand mes crises de panique reviennent, c'est souvent après le repas du soir, et je parle beaucoup d'idées suicidaires, car je ne vois aucune issue à mes problèmes. La personne qui me comprend le plus est ma mère, elle me soutient H24 quand j'ai besoin d'elle. Actuellement, je suis suivie par un psychologue qui pratique sur moi-même l'EMDR[2] et le TCC[3] pour m'aider à battre cette phobie

---

[2] L'EMDR (Eye Movement Desensitization and Reprocessing) consiste à soigner les traumatismes et les évènements douloureux par une stimulation bilatérale (mouvements oculaires répétés, visuelle ou auditive).

[3] TCC (Thérapie Cognitive et Comportementale) : elle a pour but de corriger un comportement inadapté en travaillant dessus notamment par les différents schémas de pensées et émotions de la personne.

qui est le fond du problème. Après deux séances d'EMDR, j'ai fait quelques efforts alimentaires et j'ai réussi à fixer une photo de vomi pendant dix-sept secondes. Je vais également être suivie par une psychiatre spécialiste dans les TCA.

Mon combat est encore long, mais si les résultats s'avèrent par la suite être positifs, alors ça vaut la peine de faire preuve de patience. Je tenais à soutenir toutes les personnes qui sont prisonnières des TCA, je vous souhaite à tous de vous en sortir et de trouver les personnes compétentes afin de vous aider à vous sentir mieux avec vous-mêmes et avec votre corps. Courage à tous.

Deux combats : mental et physique

Il est facile de penser lorsqu'on regarde de l'extérieur que les troubles du comportement alimentaire sont dominés par l'importance attachée à l'apparence physique. Il n'est pas difficile de comprendre pourquoi. Lorsqu'on pense « TCA », on est souvent renvoyé à l'image de la personne toute mince qui se laisse s'affamer ou se fait vomir, mais nous avons vu jusque-là que les TCA sont bien plus que cela. Ils sont une bataille quotidienne d'un mental contre un corps et d'un corps contre un mental. Certes, la mauvaise image de soi peut petit à petit mener vers les TCA, mais il faut avoir à l'esprit qu'ils ne découlent pas toujours d'une question de physique. On peut citer, par exemple, la dépression, qui peut être une cause menant vers un trouble alimentaire et souvent aussi une conséquence de celui-ci. Les TCA sont un moyen comme un autre de se faire du mal. Parfois, inconsciemment, ils peuvent nous faire oublier quelques instants notre bataille d'un mal-être plus profond pour se concentrer sur la souffrance physique, et nous aider à avoir un sentiment de contrôle quand tout semble nous échapper. Bien qu'avec le temps, on s'y habitue, à la douleur d'un ventre vide, à celle d'un estomac plein à craquer ou encore à la sensation d'une gorge serrée après s'être fait vomir, ils miment juste un semblant d'oubli puisqu'ils sont tout autant une souffrance mentale que physique. Alors on lutte, on lutte tant dans la maladie que dans la rémission à essayer de rapprocher les deux bouts. Mais quoi qu'on fasse il y a ce vide qui sépare notre corps et notre mental, ils ne sont quasi jamais au même point, l'un avance trop vite pour l'autre et dans une direction souvent opposée. On tente tant bien que mal d'essayer de les ramener au même point, et c'est avec beaucoup d'acharnement qu'un jour, certains arrivent à trouver un équilibre.

Le mental souffre par la peur. La peur de manger, la peur de grossir, la peur du regard des autres, la peur de ne pas s'aimer autrement, la peur de ne pas être assez bien. Mais aussi la peur de succomber à la tentation de la maladie et surtout à cette petite voix en nous encore bienveillante qui nous guide vers le bon chemin, juste la peur de rester malade, et la peur de guérir. On est alors coincé, entre deux murs qui veulent se rabattre sur nous et qu'on essaie de repousser chaque jour, repousser le moment où l'on tombera plus bas, repousser le moment où l'on sera finalement peut-être guéris, on vit dans cette zone grise.

On vit avec une mauvaise estime de soi, la non-confiance, la honte, la culpabilité, l'ambivalence. On est content un instant quand on va à l'encontre de la maladie, fier d'avoir réussi à faire un pas en avant. Puis l'instant suivant, on s'en veut, on se sent faible, on fait trois pas en arrière et on s'en veut de s'en vouloir.

Le corps souffre, il souffre beaucoup, tant quand nous le privons de se nourrir que quand nous le remplissons trop. Il souffre autant quand on s'acharne sur lui sans pitié au sport que quand on le fait vomir tout ce qu'on peut.

Mais à quel point notre corps souffre-t-il réellement ? Quand on affame notre corps, on voit les conséquences visuellement via la fonte musculaire, la perte de graisse, la chute des cheveux, les ongles qui cassent, la sécheresse cutanée, la pâleur. Mais ce qu'on ne voit pas forcément, ce sont nos organes qui sont petit à petit en train de s'autodétruire. Effectivement, quand tu n'as plus de sources d'énergie en périphérie, que tes muscles sont déjà atrophiés, l'organisme va puiser dans tes organes comme le foie, le cœur, le système digestif… Le cœur, ainsi trop fatigué, pompe beaucoup plus lentement, pouvant mener à l'arrêt cardiaque par un trouble du rythme. Le système digestif perd sa capacité à bien digérer, d'où les troubles de la digestion. Les reins sont épuisés. Les hormones sont sens dessus dessous, affectant le système reproductif. La faim, la satiété, l'humeur sont incontrôlables. Les os s'autodétruisent aussi et deviennent plus fragiles, comme les os d'une personne âgée. Le cerveau, lui, s'atrophie comme le cerveau de quelqu'un de dément. Les vomissements causent un déséquilibre ionique dans ton corps, comme la baisse de potassium pouvant mener à des troubles du rythme cardiaque, brûlent ton œsophage avec des risques d'ulcération et de saignement et abîment l'état de tes dents. Sans oublier que manger une quantité astronomique de nourriture fait souffrir ton estomac qui n'a pourtant qu'une capacité limitée de distension et risque de se rompre.

Alors, peut-être que tu ne penses pas être si mal que ça en te regardant dans le miroir, mais sache que tout n'est pas visible pour les yeux. Ta souffrance mentale comme ta santé physique sont aussi importantes et tu ne peux en négliger aucune des deux. Le combat est en deux parties. Parce que même si les deux ne sont pas toujours au même point, avec la patience, la bienveillance, l'envie d'y arriver, tu parviendras un jour à les poser sur la même hauteur et à trouver un équilibre.

3 – « Ce ne sont que des kilogrammes »
Hector

Tout a commencé au primaire où je me faisais harceler à l'école. Au début, ce n'étaient que des mots, des injures, j'étais rejeté par tout le monde, puis après trois ans de calvaire, je me disais que ça passerait. À mon entrée au collège, malheureusement, le harcèlement me suit, et cette fois-ci, les moqueries se portent sur mes kilos en trop. Je commençais alors à penser que si je perdais quatre petits kilos, ce serait bien et les gens arrêteraient de se moquer de moi. Alors, j'ai commencé à baisser les apports nutritifs en ne mangeant que neuf-cents calories en plus de faire trois heures de sport par jour. Je me disais que cela ne pouvait pas me faire de mal. Au bout d'un mois, je voyais le premier kilogramme partir, j'étais content, sauf que le harcèlement scolaire commençait à empirer, à devenir physique, et j'ai fini par me réfugier dans la nourriture avec de grosses crises pour compenser mon mal-être et j'ai pris dix kilos.

Lundi 26 août 2019, ma sœur de cœur s'est donné la mort et mon envie de maigrir a empiré. Encerclé alors dans le piège de ce démon de la restriction alimentaire, je perdis ces kilogrammes en trop et je me souviens des gens me disant : « Ce ne sont que des kilogrammes, cela n'est rien de mal. » J'ai fini par perdre mes amis, ma famille commençait à s'inquiéter et à me dire de manger parce que je perdais trop de poids, puis moi, je me braquais à leur dire que ce n'était rien du tout. Je suis tombé en dépression, les études étaient de pire en pire, et j'ai fini par me renfermer sur moi-même. Aujourd'hui, j'ai dix-huit ans et je suis toujours en restriction alimentaire, je cours tous les jours et l'obsession de me peser chaque jour est là. Le fait d'être un garçon avec une anorexie me fait me renfermer sur moi-même avec la peur que les gens ne comprennent pas. Je n'ai encore jamais eu de suivi médical à cause de cette peur du jugement, mais heureusement, j'ai ma meilleure amie à qui je peux me confier sur le sujet. Ma motivation à ce jour pour m'aider à m'en sortir, c'est de réussir mon CAP.

La perpétuelle quête de l'insatisfaction

Un, deux, trois, toujours rien de satisfait en moi.
J'ai perdu le goût naturel de la vie, j'ai perdu la foi.
Je ne pensais pas toujours vouloir aller plus bas.
Je ne pensais pas que chaque jour serait un combat.

La satisfaction, ce sentiment qu'on ressent lorsqu'on a accompli ce qui nous tenait à cœur, ce pour quoi on a tant travaillé. La satisfaction qu'on ressent quand on se sent reconnaissant d'avoir ce dont nous avons besoin pour vivre et les personnes qu'on aime à nos côtés pour nous accompagner. La satisfaction, quand nous répondons à un besoin, que ce soit celui de manger pour satisfaire la faim, de dormir pour satisfaire notre besoin de repos, de se laver pour satisfaire notre besoin d'hygiène.
Quand l'intention naît en nous de vouloir perdre du poids, on a l'impression qu'une fois accompli, on sera enfin satisfait du résultat obtenu. On pense que celui-ci comblera ce petit manque qu'on a en nous et on pense qu'on sera enfin heureux. Cependant, la maladie offre à toi de fausses promesses. L'anorexie te disant qu'une fois tel poids atteint, tu seras enfin satisfait. La boulimie, elle, murmurant que si tu assouvis l'envie de la crise qui t'appelle, tu auras pour récompense ce sentiment de satisfaction, de plénitude, de sérénité. Mais finalement, le seul sentiment que tu finis par ressentir n'est que déception face à tes actions, car tu te rends compte que tout n'était que mensonge. Au final, on finit par toujours vouloir plus. Perdre plus de poids, manger moins pour y arriver, faire plus de crises, car les crises ne nous soulagent pas. Pourtant, même si on finit par comprendre qu'on ne sera jamais satisfait, on continue sur notre lancée, car on est maintenant prisonnier de notre propre insatisfaction.

Dans la maladie, on n'arrive pas à atteindre la pleine satisfaction, car ce qu'elle nous demande n'est pas réaliste. Cette perte de poids aussi extrême n'est pas un besoin pour le corps, au contraire, c'est une torture. On ne peut donc être satisfait d'atteindre un tel point. Manger une tonne de nourriture n'est pas non plus un besoin, il est aussi une torture pour le corps, alors pourquoi t'enverrait-il des messages de satisfaction ? Pourquoi attendre de notre corps quelque chose de contraire à ce qu'on lui fait subir ? Pourquoi devrait-il nous donner du bien si on lui fait du mal ? Ces pensées obsessives en toi ne sont pas des besoins ni des envies, puisque ta vision est manipulée. Tes désirs ne sont plus réellement les tiens, ils ont été modelés aux désirs de la maladie ayant pris possession de ta lucidité.

Je ne me rappelle pas un jour où j'ai été satisfaite avec l'image de la fille anorexique que je voyais, ni celle de la boulimique. Je n'ai jamais trouvé ce corps beau, alors que je passais des années à fantasmer dessus avant d'avoir enfin ce que je voulais. Je n'étais jamais satisfaite, ni de mon corps, ni de ma manière d'être, d'agir face aux autres, des mensonges à longueur de journée, de la fatigue coulant dans mes veines, de mes sautes d'humeur, de ce que je mangeais, de ce dont je me privais.

Finalement, jamais satisfaite de la vie que je m'infligeais. Puis j'ai fini par penser que si, après toute cette torture, je n'étais toujours pas satisfaite, alors quel était le but ? C'est là que j'avais le choix, soit de rester dans cette insatisfaction avec un corps malade, soit de retourner à un corps en bonne santé, même si je resterais peut-être encore insatisfaite de mon image, je serais satisfaite sur d'autres points. En tout cas, j'ai compris que je n'avais plus rien à perdre à essayer de sortir de cette insatisfaction. Puis bizarrement, contre toute attente, j'ai réussi, petit à petit, à atteindre un degré de satisfaction, face au fait de retrouver celle que j'étais, de découvrir à quel point j'avais changé et voir que mes objectifs avaient évolué. Juste en apprenant à m'aimer un peu plus, j'atteignais la satisfaction. Au final, j'ai appris que même dans la maladie, on ne reste pas planté au milieu d'une route sur la même avenue. La route n'est jamais barrée, on continue d'avancer même quand tout semble figé, parce qu'on continue de grandir, même dans le plus froid des silences. Une amie m'a dit que l'anorexie était une « période d'hypothermie comme un long hiver de glace ». Ceci est tellement vrai, tant au niveau du froid corporel qu'on ressent, mais aussi de ce profond froid émotionnel. Pourtant, même dans les temps les plus froids, il y a toujours du mouvement, par la brise du vent, un petit craquement de glacier, et en nous aussi il y a ces mouvements d'air et ces craquements de glace pour garder vivant l'être de mouvement que nous sommes.

Alors, non, tu ne seras pas satisfait en ayant perdu deux kilos de plus. Tu ne seras pas plus satisfait en ayant mangé dix boîtes de chocolats en trop. Tu ne seras pas satisfait si tu te fais tout revomir. Tu ne seras pas satisfait si tu cherches continuellement à l'être, si tu ne te libères pas de cette pression continue pour te permettre de ressentir les choses. Car c'est finalement quand on cherche le moins que les choses s'offrent à nous.

Alors, vas-tu décider de rester prisonnier de ton insatisfaction encore longtemps ?

4 – « Je ne voulais pas que ma vie s'arrête maintenant, à seulement vingt-deux ans »
Claire Laigne

J'ai été diagnostiquée en janvier 2020 avec des TCA à type d'anorexie et boulimie. J'ai eu plusieurs phases. Tout d'abord, une anorexie pure, puis une boulimie, enfin encore une phase anorexique dont je suis actuellement, lentement mais sûrement, en train de me sortir. Même si je n'ai été diagnostiquée qu'en janvier 2020, cela faisait déjà un petit moment que ça me suivait, mais je me voilais la face et n'osais pas en parler.

Je pense que le plus compliqué était de me dire que j'étais malade, que ce n'était pas moi qui gérais la situation, mais bien la maladie.

Tout a commencé par une dépression. Je ne mangeais plus, car je n'avais plus faim, mais il n'y avait pas d'intention de privation. Cette privation est venue par la suite et la sensation d'avoir faim est devenue une manière de penser à autre chose et de me focaliser sur la faim et non plus sur mes soucis. Au fur et à mesure, je commençais à aimer la sensation d'un estomac vide puis tout s'est aggravé par la suite. J'ai commencé à avoir une obsession malsaine pour les calories. Je connaissais les calories d'une pomme, des pâtes, de la salade, enfin de tout. Je ne m'autorisais rien de trop gras, rien de trop sucré, je ne mangeais que des aliments riches en eau.

Je me pesais bien six à sept fois par jour. Rien que prendre cent grammes me procurait un sentiment de malaise insupportable. Au début, j'essayais de me contrôler en sautant des repas. Le midi, je mentais à mes parents en disant que j'avais déjà pris à manger avec des amis, et le soir, que j'avais pris un goûter au boulot.

J'ai toujours été très sportive, mais là, j'en venais à faire douze à quatorze heures de sport par semaine. Parfois, je me réveillais dans la nuit pour faire dix pompes pour me soulager de la peur de prendre du poids, pensant n'avoir pas assez fait de sport dans la journée. À ce moment, la vision que j'avais de mon propre corps était totalement déformée. Mon visage et mes bras me convenaient, mais mon ventre et mes cuisses, je ne les supportais pas. J'en avais des crises de larmes, je n'en pouvais simplement plus de mon reflet dans le miroir.

À force de tant de privation, j'ai commencé à développer des crises de boulimie. Peu importe ce que je faisais, mon cerveau ne pensait qu'à manger. Je me revois encore en train de pleurer en mangeant ces paquets de biscuits. Au début, les crises ont commencé par des vomissements, mais ayant trop mal à la gorge, j'ai commencé à me procurer des laxatifs.

Cela m'a pris beaucoup de temps pour me rendre compte que je n'étais pas bien et pour enfin aller chercher de l'aide. J'étais arrivée à un stade où, dès le matin, j'étais déjà morte de fatigue. Rien que faire deux à trois pas était horrible. N'étant jamais satisfaite du poids que j'atteignais, je n'arrivais pas à m'arrêter. En trois semaines, j'ai perdu bien huit kilos tellement l'obsession de maigrir était omniprésente. Personnellement, je savais que je ne pouvais guérir qu'avec l'aide d'un médecin. Je ne voulais pas que ma vie s'arrête maintenant, à seulement vingt-deux ans.

Même si je me doutais être malade, le fait d'entendre le diagnostic était un moment très dur. Parce que jusqu'au bout, on s'accroche à l'idée que cela vient de nous, qu'on contrôle tout, que nous ne sommes pas malades, mais la réalité, c'est qu'on ne contrôle plus rien. Ma prise en charge a commencé aux urgences psychiatriques pour faire une évaluation de mon état. Puis assez vite, j'ai été prise en charge au CHU pour un bilan nutritionnel complet et, sans surprise, j'avais beaucoup de carences. J'ai très bientôt un rendez-vous à l'hôpital et probablement que j'aurai des vitamines.

Avec le temps, j'ai réussi à réduire le rythme du sport, qui était pour moi ma manière d'extérioriser ma culpabilité face à la nourriture.

Aujourd'hui, je dirais que ça va mieux. J'ai de la chance d'avoir une famille toujours très proche, à l'écoute, jamais à me forcer ou me dire ce qu'il ne faut pas. Je dirais que je ne suis pas totalement guérie, mais que j'ai réussi à retrouver un poids dans lequel je me sens bien, sans culpabilité. J'espère que mon histoire pourra en aider certains ou certaines. Et si je suis encore là aujourd'hui, c'est grâce aux médecins, à l'aide des soignants et, bien sûr, à ma famille.

L'obsession

Tu restes dans mes pensées.
Je ne rêve que de pouvoir te toucher,
Pourtant, nous sommes l'incompatibilité parfaite.
Tu es faite d'illusion, je suis faite de chair.
Mon obsession pour toi me détruira, tôt ou tard,
Tu n'es pas pour moi, je ne suis pas à toi.
Je dois récupérer mes propres droits,
Sentir mon propre toucher sur mon corps, être ma propre proie.
Laisser vivre la personne que tu cherches à étouffer,
Raviver la lumière que tu ne fais que désapprouver.

L'obsession, ce truc qu'on connaît trop bien. L'obsession de paraître d'une certaine manière, de ressembler à telle personne, d'atteindre tel chiffre. L'obsession de manger, de s'affamer, de se torturer. T'es-tu déjà demandé comment un chiffre peut prendre tellement d'importance au cours de ta journée et décider de comment tu allais te sentir ? Tellement de facteurs, de nature et d'importance différentes, influent sur nos émotions au cours de la journée. Quand on vit avec un trouble du comportement alimentaire, les chiffres deviennent définitivement un de ces facteurs, que ce soient les chiffres écrits sur la balance, les calories de ce qu'on va manger ou celles brûlées, le nombre de pas réalisés ou même les millilitres d'eau ingérés.

Si on parle des chiffres inscrits sur la balance, sais-tu pourquoi ces chiffres fluctuent d'un jour à l'autre, du matin au midi et du midi au soir ? Ces chiffres, qui s'affichent, dépendent de tellement de facteurs corporels. Par exemple, ce que tu as mangé au cours de la journée d'hier et d'aujourd'hui, de ta digestion, de ton hydratation quotidienne, de la rétention d'eau, de facteurs hormonaux comme le cycle menstruel, l'activité physique, et bien entendu, cela dépend aussi de la balance sur laquelle tu montes. Ce sont des changements pourtant minimes qui passeraient inaperçus s'ils n'étaient pas une obsession. T'attends-tu réellement à peser exactement au gramme près le même poids à chaque fois que tu montes sur cette balance ? Si la réponse est non, alors tu sais au fond de toi que ces chiffres vont fluctuer. Tu dois alors te rappeler que c'est pareil pour tout le monde. Que tu sois un chat ou un humain, une fille ou un garçon, que tu aies dix, vingt ou quarante ans, tu es un être vivant. Petit à petit, dans la maladie, on finit par perdre la notion du vivant, que ce qui est en vie est en mouvement, en constante évolution. « Vivant » est quelque chose qui va subir une maturation, évoluer au fil des jours, de l'intérieur et de l'extérieur, il va fleurir et prendre une nouvelle apparence, s'adapter et se développer pour mieux survivre. Tant à l'intérieur qu'à l'extérieur, nous changeons. Nous devons changer, car cela fait partie de la notion d'évolution. Qu'on le veuille ou non, chaque jour, macroscopiquement et microscopiquement, nos cellules sont en mouvement. Rien qu'au flux de sang dans nos veines, au rythme des contractions de nos muscles, à la magie des réactions enzymatiques de milliers de petits bonhommes qui essaient de maintenir une stabilité dans un corps, néanmoins plus qu'instable. Au contraire, quelque chose qui n'est pas vivant, soit mort, est simplement figé au même état, il n'évolue plus, il s'assèche, et aucune de ses cellules ne connaît de transformation. Alors, pourquoi essayons-nous de bloquer ces processus en tentant de rendre l'Homme vivant en une œuvre figée ? Il n'est ni une œuvre créée pour plaire aux yeux ni censé être figé à l'effigie de ce qu'il n'est pas. Il est simplement censé être.

Peut-on donc répondre au final à la question de notre poids ? Est-ce celui mesuré chez nous, chez Jean ou chez Docteur X ? Celui du matin, celui de quinze heures, celui après avoir passé deux heures à suer à la salle de sport ? Ou est-ce encore celui du 10 ou du 28 du mois ? Finalement, c'est juste un trop-plein de questions pour si peu.

Si tu veux une meilleure balance, tu peux aussi fermer tes yeux, te poser et t'écouter jusqu'à entendre ton cœur battre au rythme de son épuisement, ton ventre gargouiller sur le fond de vide immense qui le remplit ou bien entendre ton estomac pousser des cris de remontée acide à la force de ses étirements supra-physiologiques par la tonne de nourriture qui se trouve dedans. Si tu veux une meilleure balance, tu peux aussi écouter les autres. Pas ces autres qui sont méchants et qui te font créer tous ces complexes, mais ces autres qui te veulent du bien et dont tu n'as pas encore osé admettre qu'ils avaient raison.

Je vais te poser une question : quelle est la différence entre un chat qui a 200 000 poils et un qui en a 199 999 ou bien 200 001 ? Le chat devient-il un rat ou un chien ? Eh bien non, il reste toujours le même chat ! Ce n'est pas un poil de plus ou de moins qui définit le chat, et nous sommes d'accord que personne ne peut remarquer cette différence à moins d'avoir une loupe et compter chaque jour l'ensemble des poils du chat.

Maintenant, quelle est la différence entre un 3 et un 8 ? Un 3 fermé ne donne-t-il pas un 8 ? Un 9 retourné ne donne-t-il pas un 6 ? Un 5 ou un 7 fermés ne donnent-ils pas un 9 ? Tu vois qu'un chiffre peut en devenir un autre, tout dépend de la perspective par laquelle nous le regardons. Alors, ce n'est pas la fluctuation de 100 grammes qui fera de toi une autre personne, ni encore le passage de ton poids vers la barre des 30, 40, 50,

60 kilos, et plus, qui est juste comme le passage d'une frontière entre deux territoires, entre deux toi, toujours relié par toi.

Comme lorsqu'on voyage, en général, c'est pour aller vers de plus belles destinations. L'inconnu n'est pas forcément mauvais, il apporte seulement du nouveau. Un nouveau qu'on cherche tous à atteindre, un nouveau qui paraît parfois trop lointain pour nous, parfois impossible à atteindre. Mais la seule limite entre où nous sommes et où nous voulons être dépend de notre incapacité à croire en là où nous pouvons nous mener. Alors, accepte de croire que ta destination t'est réservée et prends ce billet d'un aller simple sans retour.

J'aimerais aussi que tu réfléchisses à propos de la frontière entre 23 h 59 et 0 h. Ces deux horaires diffèrent par une seule minute, et pourtant, le passage de l'un à l'autre signe une importante étape. Effectivement, nous achevons une journée complète et entrons dans un nouveau jour. Ce sont deux étapes différentes qui marquent deux moments différents dans ta vie, un hier et un demain, et chaque seconde entre ces deux minutes représente l'instant présent. Cela dit, quand on regarde par la fenêtre, on ne peut jamais réellement dire si on est encore hier ou si l'on a dépassé minuit. Au fond, tu penses bien qu'on ne s'en préoccupe pas réellement, on sait juste qu'on sera bientôt demain et cela nous suffit. Tout ce blabla encore pour te dire qu'il y aura toujours une frontière à passer pour commencer un nouveau jour, une nouvelle étape. Tu vis aujourd'hui au milieu de ces secondes entre deux jours de ta vie en direction d'un nouveau lendemain. Tu ne seras pas à demain en un claquement de doigts, mais tu devras vivre chaque seconde pleinement, et ce sera sûrement l'une des plus longues et impatientes minutes de ta vie.

Alors, oui, au début, l'angoisse de ne pas te peser chaque jour se fera sentir, mais au fur et à mesure, tu sentiras une libération.

On dit toujours que « ce n'est pas la plus petite qui va manger la plus grande », alors te laisseras-tu dévorer par quelque chose que tu peux écraser avec tes pieds, cette balance ? Vas-tu utiliser cette force de supériorité que tu as pour arrêter de trembler devant ce simple objet ? De la même manière que tu montes sur cette balance, un pied après un pied, avance. Utilise plutôt ces pas pour te construire une nouvelle route que de creuser ta route vers l'échec. Imagine une allée sur laquelle se déposent les empreintes de tes pas. Ces mêmes pas qui étaient destinés à monter sur cette balance, ils dessinent maintenant chaque jour cette route. La route dont tu ne sais où elle va te mener exactement, mais dont tu sais que chaque pas représente une chaîne en moins dans ta prison et un pas de plus vers ta liberté.

Parfois, quand le soleil nous embête, on peut décider de porter des lunettes pour nous soulager. Pourtant, nous savons que c'est un phénomène naturel qu'on ne peut contrôler, qu'il est indispensable pour notre survie et que son lever est une étape importante au commencement d'une nouvelle journée, et simplement indispensable à la vie. Vas-tu donc rester coincé dans l'hier avec tes lunettes qui t'empêchent de voir le soleil qui veut briller dans ta vie aujourd'hui ? Ou bien vas-tu accepter de le regarder droit dans les yeux et de le laisser briller sur ta peau pour te donner le teint hâlé d'une vie pleine de renouveau ?

5 – « J'étais dans le déni total »
Astoo B.

Tout commença en avril 2019 lorsque j'ai subi une appendicectomie suite à laquelle j'ai perdu un peu de poids. Le mois qui a suivi, j'ai commencé à avoir des nausées et vomir tout ce que je mangeais. Puis, à partir de là, j'ai commencé à me faire vomir et perdre pas mal de poids, et cela a continué jusqu'en octobre, où des amis et ma famille se sont inquiétés et m'ont suggéré d'aller consulter un professionnel, avec qui j'ai fait une fibroscopie qui n'a rien révélé. N'étant pas convaincu des résultats de l'examen, je voulais un second avis, et entre-temps j'avais perdu plus de trente kilos en moins de six mois.

J'avais souvent des malaises avec un bilan sanguin perturbé, hypocalcémie, hypokaliémie ; cependant, j'étais dans le déni total. J'ai fini par me renfermer sur moi-même, je n'aimais plus sortir ni voir qui que ce soit ; de plus, j'étais facilement irritable. Tout ce que je consommais, je finissais par le vomir, excepté le lait que je ne considérais pas comme une menace. Vomir était devenu pour moi presque naturel, dès que je mangeais, j'avais cette sensation d'une boule dans la poitrine, des nausées, des remontées acides, et le seul moyen de m'en soulager était de me faire vomir. Le 24 décembre 2019, j'étais à bout. J'ai commencé alors à me scarifier, car cette douleur était minime par rapport à mon mal-être interne et à toute l'incompréhension dans laquelle je me trouvais par rapport à ma situation. J'ai aussi fait une tentative de suicide et j'ai été hospitalisée en psychiatrie pour dix jours jusqu'au 6 janvier 2020. En psychiatrie, on m'a dit de prendre rendez-vous en hôpital de jour pour les TCA ; entre-temps, j'ai vu la remplaçante de mon médecin traitant qui m'a suggéré de consulter le site *sosanor.org*, pour voir si je me retrouvais dans tous les symptômes décrits.

Avant mon opération, j'aimais beaucoup manger, c'était un plaisir total et je dirais même un moment privilégié. J'avais tout de même une envie de perdre du poids, mais l'idée ne m'envahissait pas, j'assumais mon corps.

En allant voir le site, il s'avéra que je me retrouvais totalement dans ce trouble. Je commençais à être un peu moins dans le déni, j'avais un peu compris petit à petit que je faisais de l'anorexie mentale restrictive. Suite à la prise de rendez-vous, j'ai commencé un suivi en hôpital de jour pour les TCA, où je me rendais deux fois par semaine pendant trois semaines avant d'avoir une place pour une hospitalisation en temps complet.

Le lendemain de mon hospitalisation, j'étais à six de tension et au vu de mon état, j'ai été sondée le soir même. J'étais en repos strict, c'est-à-dire que je n'avais pas le droit de faire des efforts ; même les descentes, je les faisais en fauteuil roulant. Mon état était au plus bas, j'étais totalement dénutrie. Quelque temps après, j'ai pu être transférée dans une autre ville pour continuer les soins où je suis restée deux semaines, puis j'ai pu rentrer à la maison avec sonde à domicile. À un moment donné, je ressentais de l'angoisse à l'idée de porter la sonde qui me faisait prendre du poids que je ne voulais pas prendre ; j'ai pu la retirer fin juin et on m'a prescrit des compléments alimentaires. Après l'hospitalisation, j'ai repris mon suivi en hôpital de jour. J'ai aussi eu une période de rechute où j'ai perdu tout le poids que j'avais pris. Aujourd'hui, presque huit mois après ma sortie d'hospitalisation, j'angoisse toujours devant la nourriture, il m'arrive encore de faire des crises de boulimie vomitive. J'ai envie de m'en sortir, mais j'ai toujours cette petite voix dans ma tête qui ne m'aide pas. Cependant, je me dis que je suis jeune, que j'ai la vie devant moi et qu'il faut que je me batte.

« J'aimerais dire à tous ceux qui se battent qu'il ne faut pas s'arrêter, et continuer de se battre et de croire en nous-mêmes, on va y arriver ! On se battra tous ensemble et on vaincra la maladie. N'écoutons pas cette petite voix qui nous donne de mauvais signaux. Ensemble vers la guérison ! »

Astoo B.

La voix

Il était une fois, une voix en moi
Elle me chuchotait tout bas
Plein de pensées alimentant mon combat.
Elle trouva place confortablement au milieu de mon corps tout froid
Jusqu'au jour où j'ai compris que sans moi, elle n'existait pas.
Elle était dépendante de moi.

Qui est cette voix ? Ana ? Mia ? On en fait tout un personnage, comme si elle existait réellement et voulait prendre possession de notre corps. Au final, les TCA, c'est un peu cela. Comme un gaz nocif, inodore et incolore. Elle s'infiltre dans nos voies respiratoires, se disperse dans nos poumons, avec un but, nous asphyxier. Puis il entre dans notre sang et s'incruste dans nos organes, remonte jusqu'à notre cerveau pour priver nos neurones de l'oxygène qui leur est indispensable pour avoir des pensées cohérentes. Elle tue à petit feu chaque cellule jusqu'à en intoxiquer assez pour qu'il ne reste plus rien de nous.

Lorsque nous sommes dans nos TCA, nous avons l'impression que ce mal qu'on se fait, nous le désirons, pour atteindre les objectifs que nous voulons. En fait, ce mal ne nous paraît pas être un mal, il nous semble parfois même dangereusement normal. Sauf qu'une fois que nous arrivons à traverser la porte de la guérison, on reprend conscience, comme si avant, on agissait sous l'emprise de quelque chose. Nous arrivons enfin à avoir le recul nécessaire pour voir que nous n'étions plus nous-mêmes. Nous comprenons que toutes ces fois où l'on nous avait dit « Tu as changé ! » étaient une réalité et non de la jalousie, comme nous le faisait percevoir la maladie. Lorsqu'une personne s'intoxique avec du monoxyde de carbone, on lui donne une dose massive d'oxygène pour casser l'affinité que ce mauvais gaz crée avec nos cellules pour s'y lier dans le but de nous tuer, et pour qu'enfin le gaz source de vie, l'oxygène, puisse récupérer sa place et nous faire reprendre conscience. Les TCA sont un peu comme ça. Ces voix nous font perdre conscience et nous endorment dans un monde à part, mais dès lors qu'on accepte de recevoir la source de la vie, on revient à notre état de veille initial.

Sans cette voix, tu te crois peut-être perdu. Tu te sens angoissé dans les situations basiques de la vie qui ne te posaient pas de soucis avant et où tu savais comment agir. Sauf que tu n'as pas besoin d'elle pour exister, pour savoir quoi faire, pour être quelqu'un. Bien au contraire, c'est elle qui a besoin de toi pour exister et accomplir ses plans. Souviens-toi que comme le monoxyde de carbone a besoin des globules rouges pour s'y lier et voler la place de l'oxygène pour asphyxier, cette voix existe à travers toi. Elle a besoin de ton esprit, de ton cerveau pour s'y installer, de ton corps avec qui jouer. Alors, oui, aujourd'hui, il est normal pour toi d'avoir ces pensées négatives sur toi-même, que l'idée de pouvoir t'en sortir te paraisse encore lointaine, voire impossible, et nous avons toutes et tous pensé cela un jour. Et si aujourd'hui, j'écris d'une encre noire sur des pages qui peuvent te sembler dérisoires, c'est simplement pour te laisser une trace d'une voix gravée qui te dit simplement et de tout cœur : « C'est possible. » Cela ne vient pas du jour au lendemain, mais tu le réaliseras un jour et tu verras que ton seul maître est toi-même et que tu te suffis pour exister.

6 – « J'en suis venu à l'acceptation que mon poids d'équilibre n'est pas celui que la société veut pour mon corps » Alizée Perrin

Je me souviens que déjà petite, ma mère me faisait des remarques concernant la nourriture. Elle avait elle-même une relation compliquée vis-à-vis de celle-ci, et constamment, j'avais droit à des allusions sur les quantités de mes repas et ce que je mangeais.

Au lycée, à la suite de plusieurs évènements dans ma vie, j'ai commencé à faire des crises d'hyperphagie boulimique. Je pouvais manger des kilos de nourriture jusqu'à me sentir très malade. Les crises ont ainsi continué jusqu'à mes dix-huit ans. Puis, un jour est venu le moment où je me suis fait vomir pour la première fois. J'ai trouvé cela assez étrange à faire au début, et dans ma tête, il n'était pas question de recommencer. Cependant, j'ai fini par le refaire une fois, puis encore une autre, et c'est devenu un automatisme qui s'est ancré en moi. J'avais donc ce rituel, après chaque repas, de me faire vomir ; pour moi, c'était une normalité. Dans ma tête, je n'étais pas malade. Je me faisais vomir trois fois par jour, et quand je ne vomissais pas, je tendais à compenser en faisant des jeûnes deux semaines avec des cubes de bouillon et de l'eau. J'étais dans un délire où je m'étais persuadée que tout le monde autour de moi se faisait vomir en cachette et toutes les personnes me disant que c'était dangereux ne voulaient pas me voir maigrir.

Un jour, en me baladant sur un forum d'une association contre les TCA, je suis tombée sur une discussion de personnes qui parlaient d'un médicament qu'elles utilisaient pour éviter de succomber à leurs crises. Ce médicament était en vente libre et connu pour avoir des effets antidépresseurs. Je suis donc allée me le procurer à la pharmacie et j'ai commencé à le prendre tous les jours, dès la moindre émotion. Finalement, mon corps s'est vite habitué à ce médicament, donc il n'avait plus aucun effet sur les crises, puis j'ai décidé de l'arrêter de moi-même, me rendant bien compte de la pente glissante sur laquelle je marchais. J'ai aussi eu des phases en soirée où j'enchaînais les verres d'alcool, parce que je savais que ça allait me permettre de vomir et que je ne mangerais pas le lendemain.

Je me rappellerai toujours ce moment qui m'a fait réaliser que quelque chose clochait chez moi. J'étais dans ma chambre d'étudiante, les murs étaient couverts d'un papier peint en relief, quand d'un coup, en regardant le mur, je me suis mise à avoir une hallucination. Il y avait un ruisseau d'eau qui coulait sur le mur, mais lorsque je m'approchais de celui-ci puis glissais ma main pour sentir l'eau coulant à flots, j'étais étonnée de voir que le mur était tout sec.

Ma prise de conscience a commencé lors d'un Erasmus pendant mes études, un voyage qui a duré six mois en Slovénie. Je me suis installée en collocation avec un ami, j'ai rencontré de nouvelles personnes, j'ai découvert le pays et construit des projets. Finalement, je me suis coupée de ce quotidien qu'était ma vie autour des TCA et j'ai eu une nouvelle bouffée d'air qui m'a aidée à me sevrer de mes vomissements et compensations. Malgré tout, mes crises d'hyperphagie étaient encore là, moins sévères et moins présentes, notamment parce que j'étais en colocation, mais dans le même temps, mon cerveau commençait à reprendre conscience de la réalité et j'ai fini par accepter qu'il y avait un problème et surtout que j'avais besoin d'aide.

Tout au long de mes TCA qui ont duré au total six ans, du lycée jusqu'à la fin de mes études supérieures, j'ai eu l'occasion de tester plusieurs régimes, comme le sans gluten, le végétalisme, j'ai même eu une phase d'orthorexie, le tout toujours dans l'idée d'une restriction. Alors, pendant toutes ces années, j'étais végétalienne. Lorsque j'ai fini par me sevrer de mes crises, j'ai commencé à avoir des douleurs abdominales très intenses à certains moments lorsque je mangeais. Je suis donc allée faire des tests chez le médecin, sans aborder le sujet de mes TCA. Il s'avérait que les aliments que je mangeais, en particulier les légumineuses, étaient trop compliqués à digérer pour mon corps, j'ai donc dû reprendre une alimentation omnivore.

L'hiver 2018 était l'année où je rentrais de mon voyage en Slovénie, et j'avais enfin décidé de me faire aider. J'ai alors pris rendez-vous avec un hypnothérapeute et une sophrologue. Un programme qui m'a énormément aidé à lâcher prise et à prendre conscience de ma relation avec mon corps. L'hypnose, elle, m'a aidé à débloquer en moi un traumatisme inconscient, et la sophrologie m'a aidé à débloquer des mécanismes conscients vis-à-vis de la nourriture. Donc, pendant un mois, entier, j'effectuai des exercices tous les jours sur l'alimentation et la pleine conscience, j'ai acquis de nouvelles habitudes, activé plein de pensées positives et désactivé plein de pensées négatives. Je n'ai pas eu de réel suivi médical par un nutritionniste, ni même un diététicien, ce n'était pas le milieu où je me sentais le plus à l'aise d'être prise en charge, et c'est encore le cas aujourd'hui. Les seules personnes à qui j'ai parlé de mes troubles sont mon ex-copain et mon copain actuel. Même avec mes parents, nous n'avons jamais réellement abordé le sujet, même s'ils doivent s'en douter, mais il y a encore trop d'émotions face au sujet et je n'ai pas envie que cela leur cause de la peine et qu'ils culpabilisent.

J'en ai aussi profité pour faire le tri autour de moi, notamment sur les réseaux sociaux et les comptes que je suivais. J'ai donc supprimé tous ces comptes qui me poussaient à faire mes crises et j'ai commencé à suivre des comptes « anti-régimes », « body positives » et ceux qui prônent l'alimentation intuitive. Plus je lisais sur ces sujets, plus cela me rassurait, et au fur et à mesure, mes crises s'estompaient.

Nous voilà, et cela fait déjà deux ans que j'apprends à lâcher prise par rapport à ce que je mange et à mes crises. Une étape qui était très importante avant d'accompagner des gens souffrant eux-mêmes de TCA. Alors, bien évidemment, un parcours n'est pas linéaire et je suis passée par des hauts et des bas. Il m'est arrivé de rechuter une fois il y a un an et refaire une crise de boulimie, mais cette fois-ci j'avais le recul que je n'avais pas avant. Cette fois-ci, ce n'était pas pareil que quand je me faisais vomir trois fois par jour, la sensation que j'éprouvais à ce moment m'a bien rappelé pourquoi j'avais arrêté mes crises. Quand on retombe dans ses vieux travers, c'est qu'il y a quelque chose de plus profond en nous qui ne va pas et qu'il faut aller rechercher.

Aujourd'hui, je ne fais plus de crise, je ne vomis plus, et l'hyperphagie est derrière moi. Il m'arrive d'avoir des moments où je vais plus manger et d'autres où je vais moins manger, mais parce que j'ai appris à écouter mon corps et à tendre vers un poids d'équilibre. J'en suis venue à l'acceptation que mon poids d'équilibre n'est pas celui que la société veut pour mon corps. Je ne suis plus dans l'obsession d'atteindre tel poids sur la balance, ou de mettre telle taille de pantalon. Je sais que notre corps subit les conséquences de ces multiples régimes qu'on lui inflige, et on ne peut pas toujours revenir au poids de départ.

« Il est important d'apprendre à se reconnecter avec son enfant intérieur, se demander si l'on ferait les mêmes remarques à un enfant qui a faim qu'on se fait à nous-mêmes. Dans les TCA, il est facile d'être dur envers soi-même, et irritable envers ceux qui nous entourent, et il faut apprendre à être indulgent et bienveillant, apporter de l'amour à ceux autour de nous et apprendre à cultiver l'amour envers soi-même. »

Alizée Perrin

Zoom sur la sophrologie et les TCA

Interview d'Alizée Perrin, sophrologue.

Qu'est-ce que la sophrologie ?

Je suis sophrologue spécialisée en psychonutrition. La sophrologie est une méthode qui utilise beaucoup d'exercices de respiration, de détente et de visualisation.

La psychonutrition, elle, est une surspécialité qui étudie la psychologie et la pédagogie des troubles du comportement alimentaire.

Les bases utilisées en sophrologie sont l'introspection qui désigne les sensations à l'intérieur du corps et la proprioception qui, au contraire, est la place du corps dans l'espace.

Le but que l'on va rechercher ici est de mettre de l'ordre dans notre esprit, dans notre vie, une prise de conscience, un bien-être physique et mental, prendre un temps pour écouter nos émotions et nos sensations.

Que faisais-tu avant de te former à la sophrologie ?

Avant de me diriger vers la sophrologie, je travaillais en tant qu'ingénieure en informatique, travail duquel j'ai fini par démissionner, car je savais au fond que ce n'était pas ma voie. Il est vrai que mes TCA ont beaucoup influé sur mes années d'études et je n'ai pas vraiment eu le temps de me remettre en question vis-à-vis de ce que je voulais vraiment faire de ma vie. Ces années d'études sont des périodes qui restent encore très floues dans mon esprit. J'ai eu beaucoup de mal à valider mon cursus, j'avais la sensation d'être là sans vraiment être là, comme si j'étais anesthésiée. J'ai donc pris la décision, début 2020, de me former à la sophrologie, puis j'ai enchaîné sur un diplôme universitaire en psychonutrition.

À quoi ressemble le déroulement d'une séance de sophrologie ?

Lors de la première séance, je prends tout d'abord connaissance de l'histoire médicale de la personne, de son histoire personnelle et de son expérience avec la nourriture, par exemple si dans l'enfance, les parents parlaient souvent de régime, de l'apparence, ainsi que ses habitudes alimentaires actuelles. Puis on en vient à décider des objectifs sur lesquels nous allons travailler tout au long des séances. Il existe plusieurs types d'exercices que l'on va pratiquer. Il y a des exercices dynamiques où l'on bouge notre corps pour se mettre en condition, puis un exercice plus long de vingt-cinq minutes où la personne s'allonge et se laisse emporter au son de ma voix vers un état un peu second, et pendant qu'elle est dans cet état-là, on va travailler sur la visualisation, en s'imaginant un endroit tout en travaillant sur des émotions, des pensées. On peut aussi répéter des phrases positives comme « Je suis capable d'apaiser ma relation avec la nourriture », travailler sur les différents types de faim, la sensation de satiété. Des exercices plus pratiques comme l'exercice de la « grappe de raisin » que l'on va déguster en travaillant sur nos cinq sens pour le savourer. Puis je donne des exercices à faire tranquillement à la maison.

Quels sont les types de clients que tu reçois ?

Sur le plan nutritionnel, beaucoup de clients ont très souvent eu une enfance où ils ont dû faire face à plusieurs remarques physiques de la part de leurs parents, où ils étaient mis au régime, toute une atmosphère qui a ancré en eux ces fausses croyances et fait qu'aujourd'hui, leur relation face à la nourriture est déstructurée. Mon travail va vraiment dépendre de la situation dans laquelle se trouve le client. Certains viennent me voir et ont déjà fait une part du chemin avec une prise de conscience et veulent définitivement tourner la page, alors qu'au contraire, d'autres sont encore loin de cette perceptive.
Je reçois aussi des personnes qui n'ont pas réellement de TCA, mais simplement une déstructuration alimentaire.

Combien de temps dure un suivi ?

On se fixe un minimum de huit séances, cela peut durer moins ou plus, tout dépend où en est la personne sur son chemin.

Quelle est ta place par rapport au personnel médical dans la prise en charge des TCA ?

La sophrologie n'est pas un programme de perte de poids, elle va être là pour aider la personne à prendre conscience, à travailler sur ses fausses croyances, sur l'acceptation de soi et sur son bien-être. La personne est vraiment actrice de son changement, elle prend conscience elle-même de la cause de ses actions. Cependant, ceci ne remplace pas un véritable suivi médical, et je conseille donc toujours à mes clients de se faire prendre en charge médicalement s'ils le souhaitent.

Comment gères-tu le fait de t'occuper de personnes souffrant de TCA ayant toi-même un passé dedans ?

Le fait que j'ai vécu moi-même des troubles du comportement alimentaire me permet de créer un lien plus rapidement avec les clients qui viennent me voir et me permet également de mieux les comprendre. Cela me renforce encore plus dans l'idée que mes troubles sont vraiment derrière moi. J'accepte mon corps et je le connais. Je sais qu'il n'est pas parfait, mais aujourd'hui, je l'écoute et je vis sereinement.

Page Instagram d'Alizée Perrin :

7 – « Comme un monstre possédé par la nourriture »
Audrey

Enfant, j'ai toujours été timide, isolée dans mon petit monde. À l'âge de sept ans, j'ai été victime d'un abus sexuel par un de mes voisins. Suit à cet évènement, j'ai ressenti plusieurs sentiments mélangés : le dégoût face à mon propre corps, la colère de ne pas avoir pu me défendre, la soif de justice et de vengeance. J'avais aussi un frère de la part duquel je subissais des violences physiques, il me forçait à rester dans la même pièce que lui pour le regarder jouer à ses jeux, m'insultait, me menaçait. J'avais peur, je manquais de confiance en moi, je me disais que si je subissais tout cela, c'était parce que je le méritais, alors j'essayais de rester tranquille et tant bien que mal de ne pas offenser mon frère pour me protéger. À la maison comme à l'école, ça n'allait pas. En cours, on se moquait de moi, de ma timidité, on me disait « bizarre » à cause de ma difficulté à m'exprimer. Alors je suis tombée dans l'automutilation et les tentatives de suicide.

À neuf ans, j'étais amoureuse d'un garçon avec qui cela n'a pas duré, mais j'avais enfin l'impression que mon âme guérissait, je voyais un sens à ma vie, un état d'euphorie, la plus belle drogue qui apaisait mon cœur lourd, et je connaissais enfin un zeste d'amour et de bonheur. Quatre ans après ce chagrin, je suis retombée amoureuse, cette fois-ci de mon amie fille, mais elle ne le remarquait pas, je pensais alors que je devais changer mon corps pour être parfaite et lui plaire.

Ma famille se rendait compte de ce que je faisais et mon frère était là pour me rabaisser, mon père le payait même pour m'encourager à maigrir. Je pensais que jamais personne n'allait me désirer si je ne perdais pas tout ce poids. Je n'arrivais pas à tenir le coup, je perdais puis reprenais du poids, je m'efforçais alors de ne rien manger pour faciliter la perte, mais le soir, je finissais par me goinfrer, un sentiment de dégoût face à mon ventre bien gonflé. Malgré ma perte de poids, mon père m'encourageait à perdre encore plus ; j'étais tellement frustrée avec l'envie de leur prouver que je pouvais le faire, j'ai alors décidé de me faire vomir. Ce fut une belle erreur. J'avais tant besoin d'amour en moi, et face au rejet extérieur, j'ai fini par me rejeter moi-même, tout ce qui comptait était seulement de ressembler à un squelette, me cacher derrière un masque.

Je cachais ces sacs remplis de vomissements sous mon lit, je cachais la maladie, j'avais perdu le contrôle de mon corps. Je me sentais comme un monstre possédé par la nourriture à manger et vomir sans arrêt. J'ai fait jusqu'à neuf crises par jour pendant quatre ans. J'ai aussi sombré dans la drogue pour m'empêcher de vomir et j'ai redoublé mes années scolaires. Un jour, j'ai perdu connaissance, affaiblie par ma maigreur ; ma mère, en me ramassant au sol, a remarqué ma colonne vertébrale si maigre et j'ai été hospitalisée. L'anorexie me donnait ce sentiment d'euphorie, de déconnexion, elle me soulageait, elle m'aidait à affronter la vie, j'y étais addicte.

À l'hôpital, cette voix me disait que j'étais plus forte que les médecins, que je pouvais les avoir, et je continuais de vomir, obsédée par le comptage des calories, plongée dans le déni de mon mal-être, j'étais incapable de me débarrasser de tout ça et pensais que personne ne pourrait me guérir. J'ai tout fait pour pouvoir sortir de cet hôpital que je considérais comme une prison : mentir, vomir, cacher et voler la nourriture, je vivais l'enfer, mais je me répétais : « Je peux supporter tout ça ! Je suis forte. »

J'ai fini par sortir de l'hôpital, mais je savais au fond que le peu gagné, j'allais intégralement le perdre. J'ai fini par tomber dans l'orthorexie, je me mis à manger uniquement de la nourriture très saine, mais malgré cela, la nourriture était comme un poison pour moi, une sensation insupportable. Pendant sept ans, mon corps ne tenait plus qu'à l'alcool et la viande, je continuais à me cacher pour me faire vomir.

Puis, après plus de onze ans dans la maladie, un jour, l'amour frappa à ma porte. Je cachais ma maladie à cette personne, mais dès qu'elle a su la vérité, elle m'a quittée, alors, le cœur brisé en mille morceaux, je me suis réfugiée dans l'hyperphagie pour manger ma peine, manger ma douleur, manger mon vide d'amour, combler le creux de mon cœur.

Même si on m'appelait « peine perdue », j'ai cet ami qui un jour a fait une promesse de m'aider à guérir. Après quinze ans à vomir tous les jours j'en voyais les conséquences sur mon corps : dents abîmées, brûlures d'estomac quotidiennes… Cet ami m'a beaucoup aidé, il a accepté la réalité de ma maladie, m'a laissé tout l'espace pour m'exprimer. C'était la première fois que j'étais aussi intime avec quelqu'un au sujet de ma maladie, jusqu'à pouvoir vomir devant lui quand les crises étaient trop fortes. Cela m'a permis de pouvoir m'ouvrir et notamment de pouvoir faire ce témoignage, d'avoir moins honte, d'accepter de l'aide et de voir la réalité.

Les crises, aujourd'hui, sont moins fortes, car j'ai accepté de manger de tout, même si c'est encore difficile, mais les obsessions ont diminué. Je m'accepte plus, car je n'ai plus honte d'être moi-même.

« Pour pouvoir guérir, il faut redevenir soi-même, s'affirmer, reprendre sa place, se respecter, lâcher prise et accepter même quand c'est dur. Les TCA nous coupent des émotions, mais si on veut changer de vie, alors on peut y arriver, et je le veux. »

Audrey

Le déni

« Tu n'es pas malade, alors pourquoi t'embêtent-ils avec le discours d'une maladie ? », « Tu n'as pas à te faire soigner, ton état est loin de la gravité », « Tu ne fais rien de mal après tout, à part chercher à être bien dans ta peau », « Tu sais qui tu es, tu n'es pas la personne malade que tout le monde dit être », « Tu as le contrôle en main ».

Un voile devant tes yeux et ta vision est chamboulée. Tu nies être qui tu es. Te voilà plongé dans le déni de la vérité pourtant si clair à tous les yeux. Tu as peut-être traversé cette phase de déni pendant ta maladie, ou peut-être pas, ou bien même la vis-tu en ce moment. La maladie est forte pour nous manipuler. Elle nous fait croire que nos désirs ne sont pas mauvais et que ceux qui te font des remarques sont finalement des jaloux qui ne cherchent pas réellement à t'aider. Elle nous bande le coin des yeux, effaçant notre vision périphérique, pour ne nous concentrer que sur nous-mêmes. Ainsi, on oublie le reste du monde essayant pourtant de nous alerter face à notre propre danger. Elle efface toute lucidité en toi. Elle te drogue aux chiffres, devenus ton objectif premier, ton monde, ta réalité, ta vie entière. Tu t'empoisonnes alors par le venin de tes propres pensées, chaque jour, jusqu'à oublier le goût d'un jour sans. Alors, bien sûr, comment ne pas mal réagir quand quelqu'un fait intrusion dans ton monde et essaye de détruire ce que tu as construit avec tant de peine ? Là où tu as donné la personne entière que tu étais pour ne rester à la fin qu'une moitié de quelque chose.

Et pourtant, avec le temps et le mal que tu te donnes pour croire fermement que tout va bien, que tout est normal, quelque chose finit enfin par sonner faux. La cloche d'alerte retentit dans ta tête en brisant ces murs fragiles que tu avais construits autour de la maladie, mais qui n'ont jamais réussi à te protéger, car ils étaient destinés à être démolis au profit de ton être.

Existe-t-il réellement un déclic pour se réveiller et enfin se rendre compte de la gravité de nos actions ? Il t'est sûrement arrivé à un moment de ta vie d'attendre que quelque chose te donne la permission d'avancer à l'étape supérieure. Tu restes donc là comme un mannequin à regarder défiler la foule et attendre qu'on te change de position pour élargir la perspective de ta vision à d'autres horizons. Tu pourras toujours attendre et espérer que ce déclic arrive, mais le déclic ne vient pas d'ailleurs sinon de ton intérieur. Quelque chose ne peut se passer subitement et t'ouvrir les yeux si déjà, au fond de toi, tu ne t'es pas préparé à laisser une place au nouveau, si les obsessions de la maladie sont encore les seules choses qui courent dans ton esprit, ne laissant pas un seul espace pour autre chose. On a tous un rêve en soi. Est-ce que ce rêve en toi, cette vision qui te maintenait en vie jusque-là, s'est réellement éteint ?

On a tous notre temps dans la maladie. Un temps pour la vivre pleinement, en apprendre de grandes leçons et être transformé pour devenir un meilleur nous. Un temps plus ou moins long. Un temps où on ne croira pas à l'existence d'une maladie. Mais aussi un temps où l'on saura avec pleine conscience le chemin sur lequel nous marchons sans changer de direction. Et un temps où l'on acceptera de prendre finalement le chemin pourtant contraire à tout ce que nous avions prêché et acceptera de changer, accepter de revivre de nouveau.

On pourra toujours faire confiance à notre cerveau, qui même s'il est manipulé, par la maladie, aura toujours en mémoire les souvenirs de qui nous sommes réellement. On aura toujours des gens autour pour nous aider. Chaque jour à travers une parole ou un acte, ils nous feront réaliser que le chemin usé sur lequel nous marchons est beaucoup trop étroit pour la flamme qui déborde en nous et qui ne demande qu'à être ravivée.

Le déni n'existe pas, il est un choix. Un choix de se lever et d'ouvrir nos sens à la réalité qui nous fait signe ou bien le choix de rester planqué, sourd, aveugle et muet dans l'univers fictif de nos propres peurs.

8 – « Enfin guérie et prête à franchir
la barre des cinquante kilos »
Lola

Avant de tomber dans l'anorexie, j'avais l'habitude de manger pour quatre, mais je faisais aussi énormément de sport tel que de la natation, du badminton et du foot. Un jour, je me suis blessée au foot ; cela a bouleversé ma vie et a eu un retentissement sur mon corps. J'ai donc dû arrêter tout sport ; en deux ans, j'ai perdu beaucoup de muscle et pris du gras, mais au niveau de mon alimentation, je continuais de m'alimenter sans vraiment faire attention. En 2017, lors de mon année de quatrième, je me suis inscrite dans une maison familiale rurale pour la suite de mes études. J'ai vécu un harcèlement assez grave durant cette année, et cela a tout bouleversé.

À la suite de ce harcèlement, je me suis isolée, j'ai cessé d'aller en cours et je suis restée pendant sept mois chez moi. J'ai donc commencé par réduire tout aliment que je trouvais gras et dès qu'il m'arrivait de manger un de ces aliments, j'allais directement me faire vomir. J'étais entrée dans ce cercle de l'anorexie et des vomissements. Je calculais absolument tout, que ce soit mon poids, les calories que je consommais, celles que je dépensais. J'ai continué comme cela pendant deux ans et demi, des années restées dans le silence.

Puis arrive le jour où j'ai enfin décidé de me confier à quelqu'un ; en ce fameux mois de juin 2019, j'ai tout avoué à ma belle-mère. J'ai donc très vite été hospitalisée, dans les semaines qui ont suivi, en pédiatrie. Pendant mon hospitalisation, je suis tombée sur un psychiatre qui trouvait que mon poids était totalement dans la norme selon l'IMC. En 2017, je pesais cinquante-quatre kilos, et en 2019, je suis descendue à quarante-sept, et il m'a dit que c'était juste de la mauvaise foi. J'ai pu sortir de l'hôpital pour passer mon brevet des collèges. À ce moment-là, j'étais totalement faible physiquement et moralement, et finalement, néanmoins, je l'ai obtenu avec une mention assez bien, ce qui a été un gros coup dur pour moi qui visait la mention « très bien ».

Fin juillet, j'avais perdu du poids pendant les vacances donc je suis retournée en pédiatrie, j'ai été perfusée pendant trois jours. J'ai aussi été vue par un pédiatre qui m'a dit qu'ils devraient me garder à l'hôpital si je ne reprenais pas une bonne alimentation et que je serais sondée si je perdais encore du poids. J'ai fini par décider de rentrer chez moi accompagnée de l'enfer de cette anorexie.

Quelques semaines après, j'ai fait ma rentrée en seconde dans la filière d'aide à la personne. Durant cette année, je devais être pesée tous les quinze jours avec ma pédopsychiatre, mais j'arriverais toujours à trouver un moyen de trafiquer mon poids pour qu'il reste stable à quarante-six kilos, mais chez moi, je vomissais tous les repas que j'avalais jusqu'à en vomir du sang. Puis un jour, j'ai fini par dire stop, je ne voulais plus me faire peser, mon poids avait trop chuté d'un coup et je ne pouvais plus le trafiquer. Après les fêtes de fin d'année 2019, j'étais à trente-huit kilos.

J'ai fini à un moment par rencontrer quelqu'un et je me suis dit qu'il fallait guérir pour avoir une vie amoureuse, donc j'ai entamé cette guérison sans vraiment guérir, car je continuais à me faire vomir sans que personne ne le sache, mais malgré cela, je prenais du poids. Quelques mois plus tard, en mars 2020, cette personne m'a quittée, et aujourd'hui, j'ignore encore les raisons de son choix, mais ceci n'a plus aucune importance. Le lendemain de la rupture, j'ai fait une tentative de suicide et j'ai fini aux urgences où j'ai été hospitalisée en psychiatrie adulte. En juin 2020, je suis retournée pendant deux semaines en psychiatrie adulte où j'ai reçu le diagnostic de trouble bipolaire.

Aujourd'hui, je suis hospitalisée dans une clinique psychiatrique depuis trois mois, et clairement, cette hospitalisation m'a beaucoup aidée. En trois mois, je vois une bonne évolution corporelle, et sur le plan nutritionnel, je m'autorise des encas, je réapprends à manger de tout, je ne vomis plus, je suis en couple et nous allons bientôt nous installer ensemble. Le combat continue pour éviter une rechute, mais je suis enfin guérie et prête à franchir la barre des cinquante kilos.

« Alors, à toutes les personnes qui sont encore dans la maladie, ne perdez jamais espoir, c'est très important. Le chemin est long, mais on peut s'en sortir, j'en suis une preuve. »

Lola

Un monde éphémère

Bien que plus de deux ans dedans
Une semaine m'a été nécessaire pour faire un retour dans le temps.
Tant d'efforts envolés dans le vent
Je retiens que tout n'est qu'éphémère et ne dure qu'un instant.
Un instant de rêve qui s'avère n'être que désillusion.
Il est temps de goûter au goût de la résignation.

Lorsque nous sommes absorbés dans le monde de nos troubles du comportement alimentaire, nous essayons de créer un nouveau monde. Un monde où l'on pourrait enfin avoir la baguette magique qui bloquerait le temps à minuit pour laisser Cendrillon à jamais avec son prince charmant en cet instant féerique d'un bal infini. Cependant, la magie est fourbe. Elle n'en fait qu'à sa tête, et en tant qu'apprenti sorcier, on risque de perdre le contrôle de sa baguette.

Bien que le mensonge fasse partie intégrante de ces TCA, en mentant autour de soi et à soi-même, au fond, il y a des vérités qu'on ne peut pas déguiser.

Malgré ces actions quotidiennes que nous faisons pour maintenir l'œuvre de nos efforts ou pour ne pas revenir en arrière, on sait que tout cela n'est qu'éphémère, ce corps, cette façon de vivre. Cependant, ne pouvons pas cacher indéfiniment notre angoisse à la moindre petite fluctuation de notre corps qui pourtant, lui, ne demande qu'à pouvoir s'exprimer. Il ne demande qu'à pouvoir vivre et arrêter de puiser la moindre petite source d'énergie à des endroits qu'il ne connaissait même pas lui-même. Il ne demande qu'à arrêter de subir.

Et pourtant on sait que si un jour, on veut prendre le risque de vivre comme tout le monde, et d'avoir la vie qu'au fond nous désirons, il n'y a pas cent options, si ce n'est de faire le deuil de ce corps. Plus que le deuil d'un corps, le deuil de la maladie, de malsaines habitudes, de moments d'échappatoire qu'on crée à travers des crises, du monde éphémère qu'on a dessiné. On sait qu'en quittant tout cela, on quitte quelque chose devenu trop familier pour retourner dans le monde des communs dont nous faisions partie un jour, mais qui aujourd'hui est notre inconnu. Un inconnu, cependant, qu'on apprendra à apprivoiser, à rendre de nouveau familier pour quitter un cocon instable et bâtir une maison sur des fondements d'un monde plus solide.

J'ai compris que vivre deux ans à m'acharner pour obtenir quelque chose qui, un jour, lorsque j'accepterais enfin de vivre, me volerait sous le nez n'en valait pas la peine. Il en valait encore moins le prix de ma vie. Nos deux mondes sont simplement incompatibles et c'est mieux ainsi. Alors, c'est sûr tu ne pourras pas récupérer ce temps en restant endormi dans un monde que tu as essayé de figer. Tu peux, en revanche, continuer de vivre les années qu'il reste devant toi si tu acceptes enfin de débloquer le temps, et laisser Cendrillon rentrer chez elle.

9 – « L'impossible peut-il devenir possible après onze ans de combat ? »
Denis Ekinci

Je n'avais jamais eu de problème avec l'alimentation jusqu'à l'âge de mes vingt-deux ans. Lorsque j'étais étudiant à Lyon avec mon frère, c'était à cette époque que j'allais tomber amoureux d'une fille pour la première fois ; elle s'appelait Blandine. C'était une camarade de classe de BTS. Elle était mince et m'avait dit qu'elle était orthorexique.

En septembre 2007, c'était la période du mois de jeûne du Ramadan pour les musulmans. En général, pendant cette période, il est assez facile de perdre du poids sans faire trop d'effort pour tout le monde. Je devais peser soixante-dix kilos pour atteindre les soixante-cinq à la fin de ce cycle. D'octobre à décembre 2007, j'ai continué à faire attention à mon alimentation et j'ai perdu huit kilos pour arriver aux alentours des cinquante-six kilos, un poids que je n'avais pas vu s'afficher sur la balance depuis mes treize ans. Il est vrai que je ne m'aimais pas et je pensais qu'en perdant du poids, Blandine m'aimerait enfin, car je voulais devenir comme elle : mince.

À partir de janvier 2008, j'allais commencer une vie dans laquelle je n'aurais jamais voulu tomber. J'ai décidé d'acheter une balance. Je voulais à tout prix avoir le même IMC que Blandine, autour des dix-huit. Je me pesais alors au moins dix fois par jour, au lever, avant-manger, après-manger et au coucher.

De janvier à juin, les trois premiers jours de la semaine, je ne mangeais rien et buvais juste de l'eau ; du quatrième au septième jour, j'avalais juste une pomme ; et du huitième au quatorzième jour, je prenais une pomme, un verre de lait et un biscuit. Puis mon corps lâchait prise lors de la troisième semaine pour manger plus et avoir un peu de forces. Lors de cette période, je faisais entre quarante-neuf et cinquante-quatre kilos avec un

IMC dans la norme tout en étant malade. J'avais le visage tout creux, j'arrivais à sentir les organes de mon corps. J'étais très faible, j'arrivais à peine à monter les escaliers et je restais souvent couché dans mon lit en pensant au jour suivant et si j'allais me réveiller ou pas. La nuit, je n'arrivais pas à dormir car j'avais faim, et mon esprit vagabondait autour de Blandine. En bref, mon corps ne me réclamait qu'une chose : manger.

Un jour, je voyais une dame qui ressemblait à Isabelle Caro, celle à qui je voulais ressembler. Elle était si squelettique, la peau sur les os, et je me demandais comment moi j'étais par rapport à elle, mais fort heureusement, j'étais encore très loin de ce niveau, car le fait de ne pas manger est juste une forme de plus pour se laisser mourir.

L'été après avoir fini mon BTS, je rentrai à la maison chez mes parents. Lors de mon petit-déjeuner, très léger, mon père ne comprenait pas pourquoi je ne mangeais pas plus. Même s'il me frappait à coup de tête sur le mur de la cuisine, cela ne changeait rien, j'étais dans mon corps, mais je ne vivais pas, j'étais totalement inconscient.

L'année suivante, j'ai donc refait une année en BTS à Lyon où j'étais avec un groupe d'amis dans un appartement. Durant ce moment, je ne pouvais être dans l'anorexie, car il y avait beaucoup de tentations de produits sucrés. Aussi, je ne voyais plus Blandine qui m'avait d'ailleurs dit que j'avais besoin de voir un psychologue et qu'elle ne voulait plus me voir. C'est à partir de là que je suis passé de l'anorexie à la boulimie. Mes seuls amis à cette période étaient un camarade de cours et ma fameuse balance qui me suivait partout. J'alternais alors entre la restriction alimentaire et les crises de boulimie et d'hyperphagie. Il me semble que je naviguais entre soixante et soixante-dix kilos à cette époque. Quand je voyais des camarades de classe qui n'arrivaient pas à finir une galette, je leur faisais une démonstration dans laquelle je mangeais trois kebabs ou plus en trente minutes chrono et je finissais un paquet de biscuits en moins de dix minutes. Cela me donnait le sentiment d'être supérieur. Ce n'était pas du tout compliqué de manger autant, car après plusieurs jours sans rien manger, le cerveau était programmé pour ça. Il y avait beaucoup de personnes qui me jugeaient sur la façon dont je mangeais et j'ai donc repris tout le poids que j'avais perdu en quelques mois, mais j'étais toujours malade.

De 2011 à 2017, n'ayant pas trouvé de travail en comptabilité, j'ai commencé à travailler dans une chaîne de restauration rapide. Je vécus chez mes parents jusqu'à l'âge de mes vingt-neuf ans ; j'allais souvent en bas et mangeais en cachette plein de sucreries, la boulimie et l'hyperphagie ne m'avaient toujours pas lâché.

Je faisais jusqu'à vingt heures de sport par semaine, des arts martiaux, de la piscine, de la course à pied, le tout malgré des horaires décalés. En période de vacances, j'étais plutôt entre vingt-cinq et trente heures. On peut parler de bigorexie (addiction au sport).

Alors, à mes vingt-neuf ans, je pris enfin mon propre appartement et adoptai de nouvelles techniques pour contrôler tout ce que je mangeais grâce à la balance de cuisine. J'arrivais aux alentours de cinquante-neuf kilos, et même si je mangeais beaucoup, le sport intensif ne me faisait pas prendre de poids.

J'ai décidé de quitter le restaurant en 2017 pour retourner en comptabilité. À partir de là, la voix de ma balance, que j'appelais Tanita, voulait que je perde du poids. La première fois que j'ai vu ma diététicienne, elle ne comprenait pas pourquoi je voulais perdre du poids, mais moi, c'était ce qui m'intéressait. Finalement, on s'est mis d'accord pour une perte de quatre kilos. Les compulsions alimentaires étaient présentes tous les quatre mois environ. J'ai dû perdre mon travail en logistique, car la voix de la balance était trop forte pour me concentrer sur mon travail et je perdais toute productivité. Cependant, une personne que je remercierai toute ma vie m'a beaucoup aidé à changer : une hypnothérapeute. Ses séances d'hypnose m'ont en effet aidé à trouver moi-même la meilleure des solutions possibles pour ne plus être malade. La première étape était la balance. J'ai essayé de laisser Tanita pour la première fois en août 2018.

En janvier 2019, c'est là que j'ai eu des idées suicidaires à cause de la voix. En cette année 2019, je me disais qu'il fallait que je trouve un travail stable, mais n'ayant pas résolu complètement le problème de mes TCA, il fallait à tout prix que je trouve une solution pour être mieux dans mon corps. Pour moi, cette solution, c'était ma meilleure amie, Jelena, car je n'avais pas de réelle amie parmi les femmes à qui je pouvais me confier. Je la connaissais depuis 2017, mais j'ai appris à la connaître à partir d'avril 2018, la date à laquelle elle a déménagé à L'Isle-d'Abeau près de chez moi. Et si je devais choisir entre Tanita ou Jelena, qui aurais-je choisi ? Sans hésiter, aujourd'hui, Jelena. Elle me donnait des conseils par rapport à la comptabilité, le métier dans lequel je voulais me remettre. Jelena avait une résolution en 2019 : elle avait annoncé qu'elle voulait perdre du poids. Moi et nos amies en commun l'aimions comme elle était, elle n'avait pas besoin de perdre du poids. Je me suis donc dit que la diététicienne que je consultais pouvait aider Jelena à mieux se sentir dans sa peau. La dernière fois que j'ai vu Jelena, c'était le 9 avril de la même année. Elle était belle, habillée en rouge avec une très belle robe et souriante, comme d'habitude. Mais sans qu'on s'en doute, elle allait faire son dernier discours à son association. À la fin de la séance, je suis allé la féliciter et lui dire au revoir.

Le 14 avril 2019 à 13 h 39, je lui envoie ce message sur son portable : « Bonjour Jelena. J'espère que toi, tu vas bien. J'ai dû arrêter ma mission en comptabilité pour manque de compétences… Je manque de confiance en moi dans ce domaine à un tel point que je vais devoir travailler dans un autre métier, je pense. Je vais quand même prendre le temps de réfléchir. Et toi, qu'est-ce que tu racontes de beau ? Il faudra que tu me donnes le secret de ton sourire. À bientôt. » D'habitude, elle me répondait dans la journée, et là, je n'ai pas eu de réponse de sa part, et je n'en aurai jamais. Aux environs de 13 h 30, elle a eu un accident de voiture et est décédée sur place. Ayant contacté sa famille récemment, ils n'ont toujours pas de rapport sur l'accident. Sa sœur m'a dit que je ne devais pas me sentir responsable par rapport aux messages envoyés et qu'on ne saura jamais ce qu'il s'est passé, et aujourd'hui, je pense que je préfère rester dans l'ignorance.

L'impossible peut-il devenir possible après onze ans de combat ? Douze jours après le drame, j'ai débuté à Amazon en tant que préparateur de commandes. Ma production n'était pas bonne. Je voyais défiler des balances de marque Tanita. Il y aura de plus en plus de personnes se souciant de leur poids en France. Aujourd'hui, j'ai une personne avec qui je parle TCA sur les réseaux sociaux et qui me comprend sur tous les points. Je vais faire partie d'une nouvelle association en septembre 2020 pour les TCA.

J'ai réussi à tenir sans la balance pendant vingt-six jours, et trente-cinq jours pendant le confinement 2020, ceci qui m'a fait prendre une conscience totale et m'a permis de prendre les décisions que je veux, car Tanita ne me dit plus ce que je dois faire. Aujourd'hui, je trouve qu'il est très important d'avoir de bonnes connaissances bienveillantes qui peuvent être à votre écoute. On n'a qu'une seule vie, ne la gâchons pas. Parlons à une personne comme si c'était la dernière fois qu'on la voyait. Si j'avais pu dire quelque chose à Jelena avant qu'elle ne s'en aille, cela aurait été : « Sache que je ne t'oublierai jamais, mais jamais, tu es très belle comme tu es, surtout, ne change rien. »

L'approche de l'hypnose
dans la prise en charge des TCA

Témoignage d'Antoine, hypnothérapeute.

Comment se passe l'accompagnement avec les personnes souffrant de TCA ?

Il y a probablement autant de manières d'accompagnement que de praticiens.

Un accompagnement se déroule en plusieurs séances (le nombre dépend de plusieurs facteurs, rendant difficile toute prévision précise).

Au cours de la première séance, nous échangeons notamment sur les souffrances de la personne, ses objectifs, les solutions déjà tentées, tout pour avoir une vision la plus complète possible du trouble. Nous échangeons également sur la vision de l'hypnose pour la personne, les raisons pour lesquelles elle a choisi cette pratique comme pour avancer sur ses difficultés, ses peurs.

Nous faisons quelques jeux/tests, sans lien avec la problématique, simplement pour découvrir cet état particulier d'hypnose, juste avec des techniques qui sont les plus faciles et agréables pour la personne pour vivre cet état-là. Puis, souvent, dès la première séance, nous commençons à effectuer un travail sous hypnose. Les séances suivantes sont un peu plus courtes. Nous faisons le point sur l'évolution depuis la séance précédente, nous définissons un axe de travail pour la séance du jour, nous réalisons un travail sous un état hypnotique avec travail en lui-même avant un retour guidé à un état plus classique avant de clore la séance.

Quels sont les retours et le ressenti des personnes accompagnées ?

Le retour est souvent très bon. L'hypnose facilite l'accès à des schémas et des ressources inconscients. Il est fréquent que des prises de conscience surviennent dans cet état-là. S'il y a parfois des moments intenses à vivre, les personnes savent que je les accompagne et qu'elles peuvent faire face à des émotions parfois difficiles en toute sécurité. Ce qui revient souvent en fin de séance, c'est un soulagement, une légèreté, un apaisement, une étape importante qui a été franchie.

Que pouvez-vous dire de l'efficacité de l'hypnose dans les troubles du comportement alimentaire ?

En ce qui concerne l'efficacité, difficile de fournir des données chiffrées, ne travaillant pas dans la recherche. En revanche, je constate très souvent une réelle évolution dans le trouble. Une grande partie retrouve une relation complètement équilibrée avec la nourriture, la majorité espace fortement ou cesse définitivement les comportements compensatoires et se reconstruit progressivement, au-delà du trouble.

Et, pour certains, néanmoins, c'est plus difficile et cela prend plus de temps. Pour ces derniers, je remarque tout de même que l'accompagnement permet d'évoluer sur d'autres aspects de la vie : l'accueil des émotions, l'évolution de certaines croyances, l'impulsion pour retrouver une estime et une confiance en soi.

À quel moment de la prise en charge intervenez-vous ?

Selon moi, la prise en charge d'un trouble alimentaire fait intervenir différents domaines. Certains, comme la gestion émotionnelle, la reconstruction de l'estime/confiance en soi, l'évolution de certaines croyances ou habitudes, l'écoute du corps et de ses signaux (faim, satiété, appétence), peuvent se faire grâce à l'hypnose. D'autres domaines, comme l'équilibre alimentaire, la désaccoutumance aux laxatifs ou diurétiques, l'apport calorique en cas de dénutrition, doivent être pris en charge par d'autres professionnels (nutritionniste, diététicien, médecin généraliste, instituts spécialisés…). Je crois à une approche pluridisciplinaire pour accompagner la personne là où elle en a besoin et j'aime créer un réseau de professionnels pour proposer de l'orienter dans les domaines qui ne concernent pas l'hypnose. Libre à elle ensuite de séquencer les accompagnements, de les faire en même temps ou de ne pas les faire du tout. Du coup, pour moi, il n'y a pas réellement de stade. Une personne peut me voir dès qu'elle détecte un souci avec son comportement alimentaire en plein pendant la phase difficile de son trouble, ou alors quand elle est presque déjà libérée et qu'il ne lui manque plus qu'une dernière étape pour en sortir.

10 – « L'anorexie et la boulimie ne sont que des mots qui cachent beaucoup de choses » Luna M.

Pour ma part, j'aime manger, mais pendant les années où j'étais plongée dans la maladie, je me nourrissais, j'allais vomir, une fois, puis deux fois, puis dix fois par jour. Les conséquences de ces vomissements ont été lourdes. Tout d'abord, la perte des cheveux, la fatigue chronique qui vous puise le peu d'énergie qu'il vous reste, les muscles qui fondent, l'anxiété puis la dépression qui envahissent vos journées, sans oublier les dents qui s'abîment et des troubles cardiaques à cause du potassium avec le risque d'arrêt cardiaque.

On ressent beaucoup de culpabilité et de manque d'estime de soi. On a des tendances suicidaires, non pas pour mourir, mais comme moyen d'échapper à la maladie. C'est l'enfer d'être malade, et c'est quelque chose que je ne souhaite à personne. Moi-même, je souhaiterais monter une association pour venir en aide aux jeunes qui souffrent.

Surtout, n'oubliez pas d'être très attentif à votre entourage. Il est très facile de cacher la maladie, notamment une boulimie où souvent le poids reste stable.

Le mérite

« Qui suis-je ? » Peut-être pas grand-chose.
Juste prisonnier des pensées mettant mon cerveau en pause.
« Quel est mon mérite ? »
Juste ces voix destructrices ; les bonnes, je les évite.
« Quelle est ma valeur ? »
Je la cherche le regard plongeant dans le vide de ma pâleur.

On vit parfois dans la recherche et l'attente de la satisfaction de l'autre, de la validation de nos actions et de qui nous sommes, que ce soit par les gens autour de nous ou même d'étrangers dont nous croisons le regard à la simple intersection de deux avenues. Parce qu'il arrive parfois de se perdre, de se laisser submerger par le trop qu'on nous demande, de se laisser définir par nos fautes du passé, par les cicatrices qu'on nous a laissées et qui ont visiblement encore leur nid dans notre cœur.

Malgré les années passées à essayer de se construire pour trouver un terrain d'entente avec soi-même, vivre chaque jour dans la bienveillance et l'amour de soi, il y aura toujours des gens pour te faire douter de toi, pour te rabaisser dès qu'ils en ont l'occasion et te faire croire que tu n'es pas grand-chose.

On vit alors en se disant « je ne mérite pas », et on oublie de se dire qu'effectivement on mérite quelque chose. Qu'on mérite l'amour, le respect, l'attention, la gentillesse qu'on reçoit, les bonnes notes ou encore les félicitations après un long travail investi et acharné.

Il se peut que pris dans la mentalité des troubles alimentaires, tu ne te trouves pas assez méritant pour être appelé « malade ». Parce que tu n'es pas aussi maigre qu'un autre, parce que tes crises ne dépassent pas les deux fois par jour, cinq fois dans la semaine, parce que tu n'es pas au bord du malaise avant un repas. Aussi difficile à supporter que soit ta situation, elle ne te paraît jamais être plus grave qu'une autre. Pour être malade, tu n'as pas besoin d'atteindre le seuil critique, de tomber au plus bas pour qu'on prenne le temps de te soigner, parce que tu mérites ce soin autant qu'un individu A considéré comme plus grave ou qu'un individu C considéré comme moins grave. Il y aura toujours pire et il y aura toujours moins pire. Il n'y a cependant pas de temps à se fixer avant d'aller chercher de l'aide. Tu n'as pas besoin d'attendre de tomber au plus bas, de mettre ta santé unique en jeu encore plus longtemps.

Une maladie psychiatrique est aussi importante à prendre en compte et peut être aussi grave qu'une maladie physique. Les troubles du comportement alimentaire sont la première cause de mortalité psychiatrique. On peut autant mourir de l'anorexie que de la boulimie vomitive, ou encore même de l'hyperphagie boulimique. Peu importe le trouble alimentaire, il occasionne des carences importantes, des troubles ioniques mortels, la souffrance d'organes vitaux, et ils sont en plus souvent accompagnés de dépression et d'idées suicidaires. On reste en permanence dans l'errance de l'incertain de demain.

Peut-être ne penses-tu pas mériter l'aide et les soins qu'on peut t'apporter. Ou encore, peut-être que ce que tu penses ne pas mériter est simplement de manger. Depuis quand manger est devenu quelque chose qu'on devrait mériter ? Notre corps demande à manger naturellement, il est fait ainsi parce que cela lui est indispensable pour sa survie, comme le sommeil, c'est un besoin dit primaire. Pourtant, on ne se prive pas volontairement de dormir, cela serait trop désagréable à en devenir fou, alors en quoi se priver de manger est-il différent ? La faim n'est pas juste une sensation qui se mettrait en marche quand on fait quelque chose de bien, ce à quoi notre corps répondrait en demandant une récompense et s'éteindrait par la suite jusqu'à la prochaine action qui nous ferait mériter ce petit plus dans notre vie. Manger n'est pas juste un petit plus, cela fait intégralement partie de notre vie. Notre organisme, notre corps est fait anatomiquement pour manger de notre bouche jusqu'en bas avec plus de sept mètres d'intestin pour absorber le plus de nutriments. Physiologiquement, on est rempli d'hormones incalculables pour guider nos sensations de faim et satiété et nous aider à digérer, nous libérer de l'énergie via la nourriture ingérée pour nous aider à nous concentrer et fonctionner tant mentalement que physiquement pour que vivre nous soit possible. Tu ne peux pas demander à ton corps de faire des heures de sport dans la journée en étant au top de ta forme si tu ne lui fournis pas assez d'énergie à brûler dans le moteur. Peu importe ton corps, ton poids, ce que tu as mangé hier ou pas, le nombre d'heures de sport que tu as pratiquées aujourd'hui, tu mérites de manger en toutes circonstances.

Tu mérites de manger, et surtout, tu mérites de manger de tout. Ce dont tu as besoin pour fonctionner sainement, physiquement, et ce dont tu as besoin pour fonctionner sainement, mentalement. Alors, tu peux autant manger des brocolis qu'une part de pizza ou du chocolat, tant que le physique et le mental sont tous deux satisfaits. Tu mérites de prendre du plaisir à manger, de t'autoriser des jours de repos après des heures à faire suer ton corps. Tu mérites de te trouver beau et belle, peu importe ce que les autres peuvent dire. Tu n'as pas besoin de mériter pour manger, tu as simplement besoin d'avoir faim ou envie. Tu n'as pas besoin de tomber au sol de fatigue pour t'arrêter de courir, mais seulement d'être fatigué ou de ne plus avoir envie de continuer.

Voilà le chemin où ces troubles alimentaires finissent par nous mener. On finit par poser des mérites sur des choses qui ne devraient pas en avoir. Des choses qui simplement devraient se pratiquer de pleine conscience, sans culpabilité ni questionnement, parce que c'est ainsi que fonctionne réellement la vie. Un fonctionnement à côté duquel nous passons chaque jour pour continuer de vivre dans le fonctionnement et les règles d'une nouvelle vie illusoire, dénuée de sens, dans laquelle il semble qu'on devrait mériter ce qui nous appartient pourtant d'emblée. Tu as le choix du monde dans lequel tu veux vivre, de t'ouvrir les portes auxquelles tu aspires ou de te laisser être manipulé sur qui tu es.

11 – « De cadavre suicidaire, je suis revenue à la vie »
Johanna

Je m'appelle Johanna, j'ai grandi dans une famille plutôt aimante, mais pas toujours très présente. J'ai toujours eu une grande sœur à qui je me comparais beaucoup, elle avait tous les standards de beauté, et à côté, il y avait moi qui ne lui arrivais pas à la cheville. Je me rappelle lui avoir demander quand j'avais quinze ans et elle dix-huit, à l'époque, comment elle faisait pour être aussi belle, aussi mince et pour que tout le monde l'admire. La réponse qu'elle m'a donnée était simplement : « Je fais attention à ce que je mange, équilibré, pas trop gras, pas trop sucré, pas trop salé et je fais du sport. »
C'est alors que j'ai commencé à faire attention à ce que je mangeais. Je n'étais pas du tout en surpoids, j'étais dans la norme, mais j'étais plongée dans l'obsession de devenir aussi fine que ma sœur. Les « pas trop » se sont transformés dans ma tête en « pas du tout », alors j'ai commencé à enlever tout le gras, toutes les sucreries, le sel ; globalement, je ne mangeais plus que des fruits, des légumes, ainsi que du poisson maigre deux fois par semaine. En à peine une semaine, j'avais déjà perdu du poids, alors j'ai continué en commençant à intégrer du sport pour accélérer le processus, d'abord trois séances de deux heures par semaine avant de très vite monter à deux heures tous les jours. Puis, en un mois, je voyais encore plus de résultats, j'avais déjà perdu quinze kilos. Puis c'est là que j'ai commencé à toujours vouloir plus, voir les limites de mon corps et jusqu'où je pouvais descendre.
Mes parents travaillaient beaucoup, ils rentraient tard le soir et je leur disais que j'avais déjà dîné quand ils rentraient, donc j'arrivais à cacher mon jeu, et le matin, ils partaient très tôt au boulot, donc pas le temps de faire attention à mon physique que je cachais très bien sous des couches de vêtements. Ma sœur,

quant à elle, partait vivre chez son copain maintenant qu'elle était majeure, alors j'étais livrée à moi-même pour ma descente aux enfers.

Au bout de deux mois, je sentais la fatigue omniprésente, j'osais à peine sortir de mon lit. Puis un jour, j'ai décidé de combattre cette fatigue et de ne pas me laisser faire, alors j'ai pris mon courage à deux mains pour aller courir. Pendant ma course, je pouvais apercevoir le regard des gens me dévisager ; à cette époque, je ne comprenais pas pourquoi j'attirais autant les regards curieux, je voyais que ce n'était pas la même manière dont les gens regardaient ma sœur, ils n'admiraient pas mon corps, je dirais qu'ils le jugeaient, le rejetaient. Après une heure de course, toute en sueur, j'étais arrivée devant une boulangerie, j'étais hypnotisée par ce pain au chocolat, les yeux fixés dessus pendant dix minutes, la tête accolée à cette vitrine, un aliment que j'adorais, mais qui était désormais interdit. D'un coup, venu de nulle part, un monsieur me dit : « Attendez, jeune fille, je vois que vous voulez ce petit pain, ne vous inquiétez pas, je vous l'achète ! » Le monsieur a sûrement dû croire que je n'avais pas de quoi me le payer à rester comme une pauvre perdue à le fixer sans oser l'acheter, alors il me tendit ce petit pain au chocolat et s'en alla. C'est à ce moment qu'une nouvelle descente est apparue pour moi. Une fois rentrée chez moi, je me suis dit que manger ce petit pain ne pouvait peut-être pas me faire autant de mal que ça, que j'avais perdu assez de poids de toute manière et que je pourrais toujours me rattraper ensuite. Mais c'était sans me rendre compte que j'avais fini par manger ce pain au chocolat et toute la réserve de sucreries de chez moi. Je me suis tout de suite sentie honteuse, je venais de gâcher tout le travail de deux mois acharnés à me construire ce corps dont je rêvais, et maintenant, tout était fichu. Puis d'un coup, dans ma tête, une voix m'a dit : « Tout est fichu… sauf si tu te fais vomir, alors tu pourras revenir en arrière. »

De là, j'étais tombée dans le cercle de restriction alternant avec des crises de boulimie, pendant un mois entier à hauteur de cinq crises par jour. Je ne savais plus qui j'étais, où j'allais, ce que je voulais, j'exécutais comme un robot avec une volonté qui n'était pas la mienne, comme possédée.

Un jour, alors que j'étais en pleine crise, pensant être toute seule chez moi, ma sœur rentra à la maison, j'ignorais qu'elle venait nous rendre visite. Elle a sûrement dû apercevoir tous les paquets de sucreries vides déposés sur le sol de la cuisine, et moi, j'étais pendant ce temps en train de me faire vomir. Sans entendre qu'elle était là, en me relevant du sol à la suite de ma crise, j'aperçus ma sœur derrière moi, les larmes aux yeux de me voir dans cet état. Un état de « cadavre en train de se suicider », voilà comment elle me voyait quand je lui demande aujourd'hui ce qu'elle a pensé de moi en me voyant à cet instant.

Ma sœur a décidé de parler de ma situation à mes parents avec mon autorisation. Mes pauvres parents se sentaient tellement coupables, alors qu'ils n'y étaient pour rien. On se mit alors tous d'accord pour me faire hospitaliser. Pendant deux mois, je suis restée à l'hôpital, je savais très bien que j'avais touché le fond et que ce n'était pas normal ; ma sœur était normale, mais pas moi, je ne lui ressemblais pas, j'étais dans un corps qui renvoyait la mort, alors qu'elle rayonnait de vie.

J'ai fêté mes seize ans à l'hôpital et cela a été un déclic de plus. Je ne voulais plus fêter mes anniversaires dans un lit d'hôpital, avec des gens qui prennent soin de moi parce que je ne pouvais le faire moi-même. Je n'avais qu'une envie : sortir, vivre ma vie d'adolescente comme je le méritais et fêter mes anniversaires en sachant que j'avais vécu cette année qui reste derrière à fond et que je profiterais encore plus de la nouvelle.

Aujourd'hui, j'ai vingt-cinq ans et aucune crise de boulimie n'a recroisé mon chemin depuis. J'ai retrouvé petit à petit une relation saine avec la nourriture, sans me priver, et j'accepte aujourd'hui qu'on soit tous différents, tant dans notre caractère que dans notre corps. Je vis pour réaliser mes rêves, mes rêves qui vont au-delà d'un physique, mon rêve de vivre simplement, dans un corps en vie, en bonne santé. Alors, de cadavre suicidaire, je suis revenue à la vie, voilà mon histoire.

« Aussi complexe que soit ta situation, ne baisse pas les bras, je sais qu'au fond, tu sais que tu as besoin d'aide, que tu ne vas pas bien. La vie peut te sembler floue dans ta situation, car quand on vit avec un TCA, on ne vit pas, on est déconnecté de la vie. Si tu décides de te remplir de vie chaque jour, alors tes rêves te reviendront, ton espoir grandira chaque jour un peu plus. N'oublie pas que tu n'es pas censé être quelqu'un qu'on te dit d'être, qu'on te faire croire que tu devrais être, la seule personne à qui tu dois rester fidèle, c'est toi-même, alors reste toi, ne change pas l'être magnifique que tu es, au risque de te transformer en cadavre. Fais confiance aux gens prêts à t'aider, ils ne seront jamais contre toi. Et la famille, c'est fait pour s'aimer, partager une vie, et non pas se comparer. La vie est simplement faite pour vivre, et vivre n'est pas se comparer. »

Johanna

12 – « Un mal-être au fond qui se reflétait chaque jour par des crises »
Caroline C.

Je pense que tout a commencé entre le collège et le lycée sans que je m'en rende trop compte. Quand j'étais plus jeune et que je vivais encore avec mes parents, je n'aimais pas les plats que ma mère cuisinait, étant vraiment très sensible aux odeurs et aux goûts à cette époque, j'en avais des haut-le-cœur et j'en venais à vomir ce que je mangeais. Ces vomissements ont duré jusqu'au jour où mon père me calma avec un coup de pied aux fesses et que je me cognai la tête contre la cuvette. Depuis ce jour, je n'ai plus jamais vomi. Autre que ce moment dont je me souviens bien, je n'ai pas le souvenir d'avoir vomi à cette époque. Il y avait aussi ces fois où ma mère ne voulait pas avoir des restes et gâcher les plats qu'elle préparait, donc c'était moi qui finissais ce qu'il restait, j'ai ainsi pris l'habitude de manger en grande quantité, régulièrement.

Pendant l'adolescence, je ne prenais pas trop de poids, puis quand sont venus le stress des études, les émotions des relations amoureuses, la prise de la pilule, tout a déraillé et j'ai commencé ma prise de poids. Pour y pallier, j'ai donc entamé régime sur régime qui ont plus ou moins fonctionné.

Par la suite, vers mes vingt-deux ans, j'ai quitté mes parents pour aller vivre avec mon copain. J'ai fini par vite me retrouver isolée, toute seule, sans amis et dans une relation amoureuse plate. C'est alors que j'ai commencé à beaucoup grossir, je mangeais très mal avec de grosses crises d'hyperphagie. Je faisais un mètre cinquante-six pour quatre-vingt-six kilos. Je me souviens qu'à cette époque, chaque soir, sur le chemin de la maison, je ne pensais qu'à manger. La crise était inévitable avec des gâteaux apéros, bonbons, chocolat, fromage, pain, je prenais tout ce que je trouvais sur mon passage. En prime, ces crises se faisaient en plus de mon repas du soir, puisque je suivais la norme des repas quotidiens ; une fois à la maison, quand il était l'heure du repas, je mangeais, crise ou pas crise. Mon alimentation quotidienne était très déséquilibrée, composée de pas mal de « malbouffe », sans fruits ni légumes. Au fur et à mesure, j'en suis arrivée à la déduction que l'origine de ces crises était sûrement liée au fait que je ne me sentais pas bien chez moi et que cela me créait un mal-être au fond de moi qui, chaque jour, se reflétait par des crises.

J'ai réussi à perdre du poids avec le régime Weight Watchers, je suis descendue à cinquante-six kilos, mais en définitive, j'ai fini par reprendre le poids perdu, bref, le cercle infernal des régimes. Un jour, j'ai décidé de tout plaquer et de laisser derrière moi mon copain, mon boulot, la région pour repartir sur de nouvelles bases. J'ai commencé à avoir une vie sociale, mais de nouveau le même schéma se répéta : ma perte de poids sans vraiment y arriver, une nouvelle déception amoureuse, un nouveau boulot et au final pour revenir à un poids de quatre-vingt-trois kilos.

J'ai fini par rencontrer mon mari, celui qui m'a aidée à perdre du poids. Je suis donc retombée à soixante-dix kilos pour notre mariage, puis cinquante-cinq, mais je suis de nouveau remontée à soixante-dix avec l'enchaînement des repas de Noël, les anniversaires, le Nouvel An et le confinement de 2020.

Aujourd'hui, je redescends : je suis arrivée à soixante-trois kilos et je reste bien motivée pour descendre à environ cinquante kilos. Je suis déjà allée consulter des nutritionnistes et mon expérience n'a pas vraiment été utile pour moi. J'arrivais à tenir le coup un mois et je finissais par relâcher mes efforts. J'évite cependant de peser mes aliments, c'est vraiment une source de corvée supplémentaire et de frustrations. J'arrive donc à me gérer toute seule sans aide professionnelle. J'ai fait des études de naturopathie et je crois que cela m'a beaucoup aidée à mieux manger et à mieux comprendre les choses. Ainsi, petit à petit, j'évolue pour le mieux.

Pour ce qui est de la gestion des crises d'hyperphagie, je dirais que la clé est de les anticiper. Si l'on se sent fragile, essayer de ne rien avoir dans les placards qui pourrait nous tenter et minimiser ses réserves pour éviter d'avoir de grosses crises. Un point important aussi pour limiter les crises, c'est de se sentir bien dans sa vie en général, en dehors de la nourriture. Plus on sera heureux et plus ce sera facile.

Donc, essayer d'anticiper la crise, et si elle arrive, l'accepter et dès le lendemain ne rien lâcher et continuer normalement, sinon on est comme des drogués de la bouffe. Je sais que ce qui m'a aidée l'année dernière, c'était le jeûne, l'incorporation de beaucoup de crudités et de légumes dans mes plats et la pratique du sport. Pour me sentir bien et contrôler mes crises, j'aime faire de la méditation, des exercices de respiration, manger le plus équilibré possible, boire beaucoup d'eau et de tisanes.

Aujourd'hui, je me sens encore un peu fragile, mais bien. Je n'ai plus vomi depuis l'histoire avec mon père, mes crises d'hyperphagie sont de plus en plus rares d'année en année. Cependant, j'ai encore une peur en moi : celle de reprendre du poids lors d'une grossesse. Je crois bien que c'est pour ça que je ne tombe pas encore enceinte.

Durant ces dernières années, mon alimentation a évolué du tout au tout. Il y a des fruits et des légumes chaque jour, des protéines végétales, occasionnellement animales, des céréales, du pain. J'ai aussi arrêté l'alcool à l'apéritif, car l'alcool c'est du sucre, et le sucre appelle le sucre, donc la crise de boulimie et le mal-être. J'ai donc supprimé alcool, desserts, gâteaux, même si j'arrive de temps à autre à me faire des petits plaisirs contrôlés, sans que cela se transforme en crise, donc je mange un gâteau, mais pas deux. Je peux aussi dire qu'il est plus simple de me contrôler grâce à mes repas de tous les jours qui me plaisent et me satisfont beaucoup, j'ai donc moins besoin de trouver du réconfort ou du plaisir ailleurs. Il est vrai par ailleurs qu'il me reste encore l'appréhension des fêtes.

Dès que je le peux, je vais aussi me ressourcer dans la nature ; dès que je sens que mon moral baisse, je vais faire du camping, du jeûne, de la méditation, de la relaxation ou du yoga.

« Lorsqu'on est dans la spirale négative, on a l'impression qu'on ne peut pas s'en sortir, on se sent malheureux, mal-aimé, on met la faute sur tout. Mais si on se prend en main au jour le jour, en mangeant mieux, en prenant soin de son mental aussi, alors, petit à petit, on va vers un mieux-être et on commence à voir la vie d'un autre regard, beaucoup plus bienveillant envers soi-même. On se rend compte que c'est nous qui étions à l'origine de ce mal-être et qu'on se plaisait dedans. Plus le moral va mieux, plus on peut se lever le matin en étant heureux, confiant et plein d'espoir. Et même s'il arrive de faire encore une crise un jour, elle passe mieux, car on sait qu'après, on va gérer en se reprenant aussitôt en main comme si de rien n'était. Parfois, je sens venir ces crises, je les accepte, car je sais qu'elles font moins de dégâts et que je sais me reprendre en main.

Quand nous nous sentons bien, tout le reste va bien. Alors ça vaut le coup d'y croire, d'avancer et de se dire que c'est possible ; "bien dans sa tête, bien dans son corps, bien dans ses placards", comme on dit. Le changement, c'est des légumes, des fruits, une alimentation équilibrée tout en sachant se faire plaisir, plus de sourires, plus de plaisir, car on se sent tout simplement bien. »

Caroline.C

L'appel d'une crise de boulimie

Pluie, tonnerre, tsunami, tornade.
Je respire au rythme d'une mitraillade.
Tu m'appelles, je te nie, plongé dans mon déni.
Tu me pousses chaque seconde à commettre un délit.

J'écris des paragraphes, des lignes pour compléter une page, une page pour te montrer à chaque mot que tu n'es pas seul(e), que toutes ces personnes, y compris moi, te comprenons, savons ce que tu peux vivre et nous ne te jugeons pas. Peut-être encore aujourd'hui, tu t'es levé avec l'idée et l'espoir qu'aujourd'hui soit un jour nouveau et que tu puisses te contrôler. Que tu puisses simplement mieux gérer tes émotions, le stress, la dépression, ta faim, tes pulsions, la fatigue, l'irritabilité, ton envie de bouger sans cesse ou de ne rien faire, tes envies et tes non-envies, te connaître un peu plus et ne pas t'oublier, te dépasser, mais final, tu finis par être dépassé.

Finalement, cette journée ne s'est peut-être pas passée comme tu l'espérais. Tu as peut-être encore l'impression d'avoir échoué, d'avoir succombé à ces addictions, à ces voix qui te font perdre la raison. Redresse la tête et lis ces mots qui te disent que ce qui est d'hier n'est plus d'aujourd'hui, que ce qui est de ce matin n'est plus de ce soir. Recommence, encore et encore, maintenant et à toute heure. Recommence à te lever avec cette envie et cet espoir, l'idée que ça ira, que tu pourras, et si tu glisses et tombes, tu te relèveras, tu recommenceras, encore et encore jusqu'à voir ce jour où tu cocheras enfin la petite casse qui dit « tâche terminée ».

Je suis tombée moi aussi, j'ai passé des heures le matin devant la glace à créer en moi des défauts que je cherchais à détester. J'ai passé des journées à dormir pour oublier que mon corps était épuisé et pour lui donner un semblant de repos. J'ai passé des midis à essayer de fuir le temps qu'on voulait passer avec moi parce que j'avais laissé un bout de pain se mettre sur mon chemin. J'ai passé des heures au supermarché à fantasmer devant tout ce que je pouvais acheter pour me faire un festin. J'ai dû affronter, remplie de honte après une crise, le regard qui me terrifiait le plus, le plus sévère à mon égard, celui qui me jugeait sans cesse du matin au soir, celui pour lequel je n'étais jamais « assez ». Ce regard, c'était le mien. Me voir dans le miroir sur le chemin d'un simple reflet qui relie mes quatre yeux et pourtant paraître si étrangère à moi-même : qui est-elle ? Qui suis-je ? Où est la vraie moi, celle qui connaissait un jour la valeur qu'elle avait ?

Je n'ai pas envie de te dire que c'est facile d'aller à l'encontre de ces voix qui descendent jusqu'à tes entrailles, te prennent aux tripes et te contrôlent tout entier. Je ne te dirai pas que c'est facile, mais plutôt que cela demande de crier un bon coup du plus profond de toi-même pour faire le vide total et reprendre tes esprits. Il faut admettre que tu en as marre, que ce n'est pas la vie que tu veux, qu'une crise de plus n'est qu'une crise de plus et que le bien euphorique que tu penses qu'elle va t'apporter n'est qu'un pur mensonge. Parce qu'avant même d'avoir commencé quoi que ce soit, si tu te concentres sur ce que tu penses et non sur ce que tu ressens, tu verras que rien qu'à l'idée, tu en es déjà dégoûté. Cependant, le besoin impérieux de calmer cette angoisse et pulsion en toi se fait sentir. De plus en plus fort, comme les douze coups de minuit, un coup après l'autre, comme une balle de tennis entre deux raquettes, un oui contre un non. Et le pire dans tout cela, c'est que c'est juste toi contre toi. Il faudra alors prendre le contrôle de tes jambes avec tous les muscles et organes de ton corps pour te diriger du côté opposé à ta tentation, continuer ton chemin, la tête haute, avaler ta salive et serrer les dents, couper les ponts entre tes neurones pour faire le vide et ne plus laisser une pensée te traverser l'esprit. Cela va te demander un mental d'acier que tu vas devoir te forger. Qu'est-ce que la boulimie si ce n'est juste des bouts de vides que tu combles par la nourriture et un vide que tu creuses par la purge, mais il restera toujours ce même vide. Comme une boule omniprésente coincée au fond de ta poitrine, quoi que tu y fasses, elle reste là et les crises sont devenues une source pour elle, pour gonfler toujours plus, comme un trou noir que tu nourris.

Le premier pas est le plus compliqué, mais une fois que tu l'auras fait, cela sera la preuve de la réussite de tes prochains pas, qu'ils soient simples ou non. Alors, cours, marche, trottine, rampe ou glisse, mais avance, toujours tout droit, sur la bonne voie. Je ne pourrai pas te donner la clé de la réussite, le mot magique, la routine et la méthode parfaite, et je ne pourrai pas

non plus te dire le temps que cela prendra. Il n'y a pas vraiment
une seule réponse à tout cela, sinon des réponses individuelles
pour chacun, car nous sommes notre propre réponse, la clé, la
piste à suivre, à comprendre, à éduquer, à travailler et à forger
pour y arriver. Tu es celui qui a tout commencé, tu es alors celui
qui peut t'arrêter.

13 – « Mon cœur battait à trente-quatre battements par minute »
Mérika Ouellet

Je m'appelle Mérika, je viens d'avoir quatorze ans et je crois que pour moi, tout a commencé au confinement 2020. Durant cette période, je me suis mise à faire beaucoup de sport ; au début, je continuais de manger normalement jusqu'à ce que je commence à sauter un à deux repas, puis finalement, je me suis rendu compte que c'était la meilleure façon de perdre du poids. Pendant les trois semaines qui ont suivi, la seule nourriture que j'avalais se limitait à une à deux pommes par jour et un verre d'eau, et je continuais en plus de cette sous-alimentation à m'entraîner toujours autant, je n'avais qu'une seule motivation : le chiffre inscrit sur la balance. Je pourrais dire que je me sentais tellement mal dans mon corps au point de me mordre la peau à en pleurer en me regardant dans le miroir ; pourtant, je n'étais pas en surpoids. Je me sentais mal uniquement à cause de moi, personne ne me disait que j'étais grosse, mais moi, tout ce que je voyais, c'était que je n'étais pas assez mince. Avant de tomber dans l'anorexie, je mangeais ce que je voulais, car j'ai toujours été sportive et je ne me souciais pas du tout de mon poids, et cette préoccupation est venue petit à petit avec une grande source de stress. Je pouvais m'entraîner deux heures par jour à la salle, sans compter mes cours de danse et les cours d'éducation physique à l'école.

La personne qui a remarqué que quelque chose n'allait pas était l'infirmière de l'école qui m'a emmenée voir un spécialiste parce qu'elle trouvait mon poids très bas, après avoir perdu près de vingt kilos. Mes parents ne se sont rendu compte de rien, car je mentais très bien. Le midi, je mangeais à l'école, donc c'était facile de ne rien prendre ; le matin, je n'ai jamais eu l'habitude de petit-déjeuner ; et pour le dîner, je rentrais avant mes parents, je mettais de la vaisselle avec un fond de nourriture sur le comptoir pour donner l'impression que j'avais mangé. Quand le médecin a annoncé le diagnostic, ma mère n'en croyait pas ses oreilles et essayait de trouver une explication à ma perte de poids. Au contraire, moi, au fond, j'avais bien conscience de ce que je faisais, j'avais compris que j'étais malade, mais je ne savais pas quels risques cela allait engendrer. Me réfugier dans la maladie m'aidait à me sentir vivante ; je n'avais cependant pas d'idées suicidaires, mais il m'arrivait de me mutiler et j'avais de temps en temps des idées de fugue.

J'ai fini par être hospitalisée pendant sept semaines à l'hôpital, je savais que c'était pour le mieux, et effectivement, je n'avais plus de crises de boulimie. Finir les repas au complet était une tâche très difficile pour moi, surtout la première semaine où je mangeais beaucoup et mon poids n'augmentait toujours pas, et j'avais cette peur de ne pas m'en sortir. Cette maladie, ce n'est pas seulement une question de nourriture, elle épuisait mon corps, mon cœur battait à trente-quatre battements par minute la nuit, un rythme très bas. Physiquement, je me sentais très épuisée à chaque pas que je faisais et j'étais soumise à un repos strict dans mon lit, je continuais toujours de penser à la nourriture et je n'avais pas pris de poids pendant mon séjour à l'hôpital.

Après l'hospitalisation, quelques mois plus tard, voilà où j'en suis. Je suis toujours coincée dans ce piège qui me semble éternel. Les crises de boulimie ont diminué, mais persistent, j'ai un suivi médical deux fois par semaine, je prends des antidépresseurs pour me sentir mieux et cela m'aide, mais j'utilise encore beaucoup de laxatifs.

« Aujourd'hui, j'ai des rêves qui m'aident pour m'accrocher, notamment, j'aimerais devenir médecin. Si j'avais un conseil à donner, ce serait de ne pas laisser le miroir vous définir, il est dans ce cas votre pire ennemi, et croyez en vous, vous pouvez vous en sortir. »

Mérika Ouellet

À toi, adolescent(e)

Chaque décennie, une nouvelle mode est à l'affiche. Une nouvelle définition de la beauté à la portée de chaque bouche et de nouvelles personnalités à qui se comparer. Nous vivons dans un monde qui avance de plus en plus vite, on n'a plus le temps de suivre, plus le temps de s'écouter, on doit vivre à mille à l'heure sans personne pour nous apprendre comment ne pas trébucher à une telle vitesse, on doit être premier, car si l'on est dernier, on n'existe plus.

Aujourd'hui, je continue de voir autour de moi ces adolescents complètement perdus sur leur apparence et qui ils veulent être, se limitant à l'image qu'ils renvoient. Une image essayant tant bien que mal d'atteindre la soi-disant « perfection » et qui finit par exploser en mille morceaux tout ce qu'ils avaient construit jusquelà et les désirs en eux. Alors, je dédicace cette partie à ces jeunes ; pour toi qui sembles perdu(e) à te demander pourquoi il est si dur de se faire accepter dans cette société, de s'accepter soi-même, et pourquoi tu es si « différent(e) » des autres. Ce que je te dirai te paraîtra peut-être banal, mais je te le dis parce que mon adolescence reste encore très ancrée dans ma tête. J'ai vécu de grosses incertitudes, mais grâce à elles aujourd'hui, je suis dans une position où tu peux peut-être te référer à mon vécu et ce que toi tu vis, et ce vécu me permet de te parler avec des mots sincères.

Étant tombée dans les TCA à l'âge de dix-sept ans, précédé de beaucoup d'années de dysmorphophobie, à l'âge où je commence à écrire ce livre, j'ai vingt-et-un ans et je peux te dire qu'entre ces années-là, ta vision des choses change énormément. Que ce soit de tes 14 à tes 20 ans ou bien de tes 20 à tes 30 ans ou de tes 30 à tes 50 ans, tu seras en perpétuelle évolution et l'image que tu auras de toi-même aura trente mille versions. L'idée que tu auras de la vie fera des boucles de 360°, encore et encore, à t'en donner le vertige. Il y aura pas mal de remise en question, pas mal de réponses et de non-réponses, et tant mieux, parce que la vie est censée être un mouvement continuel d'apprentissage et de désapprentissage, et on apprend via le questionnement, le doute, les tentatives, les erreurs. Tu auras cette maladie dans ton passé qui fera partie de toi, comme une expérience parmi d'autres, elle t'apprendra énormément de choses. Aujourd'hui, tu dis te détester, ne pas aimer la personne que te renvoie le miroir, mais tu te rendras compte dans quelque temps que ton esprit grandit, même si tu essayes de figer le temps en essayant de bâtir ce corps éphémère qui peut s'envoler en un claquement de doigts. Parce que ce corps n'est pas bâti sur des fondements solides, alors il reste fragile, donc n'essaie plus d'étouffer cette partie de toi qui ne demande qu'à fleurir et qui aspire à beaucoup plus dans la vie que simplement être le reflet d'une maladie.

Tu te rendras compte avec les années que la vie est beaucoup plus que la nourriture que tu mets dans ta bouche. Tu comprendras que tes heures peuvent t'aider pour construire tellement de projets que juste passer ce temps à la salle à te faire dépenser l'énergie que tu n'as pas, ou encore à compter les calories et peser ces grammes que tu mets dans ta bouche, alors que la valeur de la vie ne se calcule pas. Tu te rendras compte qu'au fond, tu t'es toujours aimé, mais tu n'as jamais voulu te l'avouer, parce que tu n'as jamais laissé l'espace nécessaire pour le ressentir, étant trop occupé à te laisser étouffer par le monde te faisant croire que tu n'étais pas assez. Sache que ta beauté n'est pas limitée à un espace entre tes cuisses qui n'a aucune signification. Tu n'es pas une paire de jambes et tu es encore moins limité à un ventre plat comme du bois. Ce n'est pas un centimètre de plus ou de moins qui fait de toi une belle personne. Tu es une personne à part entière. Tu définis à ta définition propre la perfection de qui tu es. Tu plais aux personnes qui sont autour de toi, non par l'image extérieure que tu renvoies, mais par les moments que les gens aiment passer avec toi, ton sourire, ton rire, tes bonnes et mauvaises humeurs, ton humour, ton intelligence, tes passions, ta gentillesse, juste le fait d'être toi. Et si tu remarques que des gens sont avec toi pour de mauvaises raisons, eh bien fais le tri, parce que ce ne sont pas les bons, mais ne te remets pas en question à cause d'eux.

Je me rappelle une fois à l'université, guérie de mon anorexie, contre toute attente, j'appris que beaucoup de gens du lycée se sont inquiétés pour moi, ceux auxquels je m'attendais le moins et même ceux qui me critiquaient sur mon physique avant de tomber dans l'anorexie. Quand on est jeune, on ne se rend pas compte de l'impact de nos actions, de nos mots sur autrui, et parfois, ce qui partait d'une intention innocente, qui ne semblait être qu'une blague, peut finir par marquer notre vie à jamais et avoir des conséquences graves. Je citerai ce garçon au collège qui m'appelait « beignet » ; pour moi, à l'époque, cela voulait dire que j'étais grosse. Puis, huit ans après, en discutant avec lui, je me rendis compte que pour lui, c'était plutôt un compliment pour mes petites joues toutes rondes de l'époque, puisqu'il assimilait un beignet à quelque chose de bon, alors que moi, je l'assimilais à quelque chose de mauvais, parce qu'au fond, j'étais déjà complexée. Cela pour dire que parfois, des complexes peuvent se creuser par un simple malentendu, que les gens qu'on croit nous vouloir du mal, même s'ils ont des propos blessants à un instant, peuvent le regretter demain, car ils se rendront enfin compte des choses. Et encore une fois, tout dépend de la perspective de notre regard ; aujourd'hui, j'adore les beignets, alors me faire appeler « beignet » serait plutôt un compliment. Au bout du compte, on ne saura jamais réellement ce que pense une personne et l'autre ne saura jamais réellement ce qu'il se passe de notre côté non plus. Alors finalement, est-ce que détruire sa santé, sa vie pour les propos temporels d'une personne passagère en vaut vraiment la peine ?

Il peut être difficile de faire face à cette transition d'un corps d'enfant vers un corps qui devient celui d'un adulte. Mais il est aussi déraisonnable de demander à celui-ci de rester figé dans une époque pour toujours. Devenir adulte n'est pas plus moche qu'être un enfant, au contraire, ça a sa propre beauté. On rentre dans un nouvel univers de connaissance, de soi et de la vie, on apprend enfin à vivre pour soi-même et non pour les autres, on apprend à lâcher prise simplement sur les petits détails de la vie.

Ce sont les expériences que tu vis aujourd'hui qui feront de toi la personne que tu seras demain. Laisse-les alors t'apprendre un maximum de choses pour en ressortir grandi, mais ne les laisse pas te ralentir dans ton devenir. Une expérience est censée être passagère et non devenir ta vie entière, alors prends ce que tu vis là et utilise-le à ton avantage.

Si aujourd'hui j'écris ce livre, après un tel combat, c'est pour montrer qu'il est possible de s'en sortir, de s'aimer incondition-nellement, même si à une époque, cela nous paraissait impossible. Il est possible de briser tous ces mythes qu'on nous a collés à la peau, parce que tu n'as pas fini d'apprendre la vie, tu en as à peine vécu le quart. Tu as toute une vie pour te dé-couvrir et t'aimer, alors ne te mets pas la pression de trouver qui tu es maintenant, de finir par être une femme, un homme com-plet(e) à ton âge. Alors, vis, vis la vie qu'un adolescent de ton âge devrait et peut vivre, et surtout, crée la vie que tu veux pour toi. Peu importe l'époque d'une vie, vivre dans l'ombre des TCA n'est jamais la vie que l'on souhaite.

14 – « À force de travailler, les traumatismes et l'anorexie s'éloigneront »
Z

Quand j'étais petite, j'étais une fille assez joyeuse, mais très difficile au niveau alimentaire ; cependant, je n'avais jamais eu de réels soucis avec l'alimentation durant mon enfance. Lorsque j'ai commencé à grandir, j'ai eu pas mal de réflexions par ma famille, mais rien de bien méchant.

En arrivant en classe de CE2, j'ai commencé à me faire harceler à l'école parce que dans ma classe, il n'y avait que de la concurrence ; en effet, j'étais dans une classe avec des horaires aménagés musique, donc chacun se battait pour avoir sa place et la garder. Toutes les techniques étaient bonnes pour faire tomber les plus faibles, et étant donné que j'étais très discrète et renfermée sur moi-même, j'étais la cible idéale. Tout ce harcèlement n'avait pas réussi à influencer mon alimentation jusqu'en octobre 2015, cette date où entre mon conservatoire et mon collège, à 7 h 45 du matin, je me suis fait violer. Ce jour-là, j'ai séché ma première heure de cours, je suis allée à la deuxième, mais évidemment, j'étais dans un état second ; crises d'angoisse à répétition, je suis rentrée chez moi, mais je n'en ai parlé à personne. Personne ne le savait, mais tout le monde critiquait cette « nouvelle moi » qui avait peur de tout. Dès ce jour-là, j'ai arrêté toute alimentation, il était pour moi impossible d'avaler quoi que ce soit ; très vite, j'ai fait des tentatives de suicide et j'ai même arrêté le collège. C'était en 2015 que les psychiatres commençaient à parler de troubles du comportement alimentaire et de dépression sévère. Pour autant, je ne parlais pas, je ne décrochais pas un mot lors des entretiens, je refusais toute communication. Peu à peu, je suis retournée en cours malgré le harcèlement qui continuait ; j'enchaînais scarifications, malaises, crises d'angoisse et tentatives de suicide.

Tout cela a duré jusqu'en 2017. Entre-temps, j'ai eu de gros soucis familiaux et cela ne faisait qu'empirer mon état. En 2017, j'ai alors fait ma plus grosse tentative de suicide. Ce jour-là, je me suis retrouvée dans le coma entre la vie et la mort, pendant deux mois. À mon réveil s'en est suivi toute la rééducation, mais le refus de manger persistait, alors en décembre de la même année, les médecins ont posé un diagnostic : anorexie mentale. Ce jour-là, je n'y comprenais rien ; dans ma tête, anorexie rimait avec maigreur extrême, même si je l'étais, je n'en avais pas encore conscience. Je crois que c'est ce jour-là que j'ai tout expliqué. J'ai avoué que je n'acceptais absolument plus que quoi que ce soit puisse entrer dans mon corps à cause de mon agression et que, de toute façon, je me trouvais énorme. Ils ont essayé de m'expliquer que ce n'était pas le cas et qu'il fallait que j'arrive à différencier mes traumatismes de mes besoins vitaux, mais je n'y parvenais pas, la maladie était trop inscrite en moi. Alors, les médecins ont décidé de me poser une sonde nasogastrique pour m'alimenter et ainsi garder une petite santé qui me maintiendrait en vie. J'ai gardé la sonde pendant trois semaines, le temps que je me réalimente, mais une fois sortie de l'hôpital, la maladie était revenue en force, et en mars 2018, j'ai donc été admise dans une clinique psychiatrique. J'ai alors enchaîné les hospitalisations ; de plus, il y a eu le décès de ma maman, ce qui m'a conduite à rechuter.

Ces derniers mois de juillet et d'août 2020, j'ai été resondée à la clinique, puis en septembre, rebelote jusqu'en novembre. C'est là que j'ai fait les plus gros efforts de ma vie en recommençant à manger normalement pour que la clinique me laisse enfin tranquille. Alors, oui, ça a fonctionné, mais le problème dans ma tête était toujours le même et c'était atroce, je puisais le stock que je n'avais pas mentalement. Puis l'histoire se répéta : début décembre, j'ai commencé à chuter de nouveau petit à petit. Mais depuis peu, cela devenait un calvaire, alors mon psychiatre a décidé de me réalimenter normalement sans sonde et avec des compléments alimentaires.

En ce moment, je ne m'avoue pas vaincue et j'estime que peu à peu, à force de travailler, les traumatismes et l'anorexie s'éloigneront.

« L'anorexie a clairement détruit mon enfance et adolescence ; aujourd'hui, j'ai seize ans et ça fait six ans que je me bats quotidiennement contre cette foutue maladie. C'est une spirale infernale, atroce, mais je m'en sortirai ! Je suis actuellement hospitalisée depuis septembre et je peux vous assurer que se battre tous les jours, quotidiennement, c'est vraiment une perte d'énergie et de temps. Je suis consciente que cette maladie me bouffe la vie, mais c'est ce pour quoi je continue de me battre ! Je ne lâcherai rien !

Alors, si j'ai un conseil à vous donner, c'est de faire attention à vous. Si jamais vous avez vécu des traumatismes ou des choses qui pourraient vous amener à un comportement alimentaire défectueux, n'hésitez pas à consulter. Alors, je vous en supplie, parlez à des professionnels de santé, ils ne sont pas là pour vous juger ! Demander de l'aide n'est en aucun cas une mode ! Et sachez qu'en parlant de corps parfait, ce dernier n'existe pas. Le corps parfait est celui dans lequel vous vous acceptez comme il le faut tout en ayant un indice de masse corporelle suffisant et un comportement alimentaire correct.

Surtout, ne commencez jamais de régime minceur, car ce sont souvent ceux qui font prendre le plus de poids, car votre corps va s'affamer, et à la fin du régime, le moindre ingrédient sera l'élément que votre corps gardera et amplifiera. Prenez soin de vous, ne lâchez pas tant que vous n'avez pas tout essayé ! »

Z

Quand la détermination frappe

Indépendamment des troubles du comportement alimentaire, devant une maladie chronique, la clé selon moi reste la détermination, l'envie de vouloir s'en sortir. Peu importe nos peurs et nos chutes, ce qui compte, c'est cette vision que l'on crée pour nous-mêmes de se trouver, un jour, loin de cette maladie.

Au moment où la motivation se présente à toi, saisis-la et garde-la précieusement entre tes mains, elle sera ta plus grande arme. C'est un moment dans lequel on se sent puissant, on a enfin le sentiment qu'on peut faire un pas en avant, qu'enfin la sortie est peut-être là. Je ne te cacherai pas que c'est aussi un moment où la maladie prend vite le dessus et te rappelle tes peurs. Il faut alors que tu y sois préparé pour tenir ferme devant ta décision : « J'AI décidé que c'était le moment de changer, alors JE le ferai. » N'oublie pas que les choses sont entre tes mains. Si tu arrives à avoir la volonté de changer les choses, c'est déjà le début de la victoire. Tu peux donc arriver à la prochaine étape, qui est celle de l'action.

Cette envie de s'en sortir est vraiment pour moi une arme précieuse, mais pourquoi ? Parce que pendant bien longtemps, ces idées de vouloir s'en sortir et d'être détaché de la maladie sont absentes, on a notre cocon et on veut y rester encore un moment parce que l'abandonner, c'est abandonner des efforts indescriptibles qu'on a faits pour arriver jusqu'ici et on n'a pas encore la force de lâcher tout cela. Cependant, tôt ou tard, quelque chose en nous se réveille. Nous nous trouvons face à ce jour où nous en avons juste assez. Assez de ne pas vivre comme on devrait le faire, c'est-à-dire librement en écoutant nos envies les plus profondes et non pas une voix superficielle qui nous chuchote « fais ceci », « ne fais pas cela » et de craquer face à ce moment.

N'oublie pas que l'arme de la maladie, c'est de te faire perdre toute estime de toi, de te rabaisser pour penser que tu es mieux en étant malade, elle veut que ta seule réponse soit « non » aux appels de la vie. Alors, quoi de mieux que de l'attaquer contre ce qu'elle essaie de te voler, cette envie de croire en toi et lui montrer que tu peux dire « oui ». Si cette détermination n'est pas assez forte, alors pense à tout ce qu'elle t'a volé et à tout ce dont elle te prive chaque jour, commence par une graine d'envie, et pose-toi ces deux questions.

Premièrement : que serait ta vie si tu ne guérissais jamais de ta maladie ? Je pense que tu visualises déjà bien la scène. Tu continueras à parcourir tes années en cherchant à être toujours et encore « assez ». Tu gambaderas d'hospitalisation en hospitalisation, ce bâtiment devenu maintenant ta seconde maison. Tu te réveilleras le matin dans le même corps, toujours aussi fatigué que lors du coucher. Ton premier réflexe au réveil, maintenant ancré en toi, sera de monter sur cette balance qui te suit depuis tes débuts, ou encore parcourir chaque cellule de ton corps à la recherche de celle qui est apparue en trop durant la nuit. Puis une autre obsession habituelle te prendra aux tripes, celle de bouger ton corps qui a été si immobile pendant toute une nuit et tu iras épuiser la force que tu n'as pas durant des heures de sport. Tu continueras de manger les mêmes choses qu'il y a des années dont tu connais parfaitement la composition au gramme près et tu éviteras toujours les anniversaires et les restaurants auxquels on t'invite. Tu feras les cent pas autour de ton canapé à minuit, dans un corps qui ne sait plus ressentir autre chose que la faiblesse jusqu'à ses entrailles. Et tu retourneras te coucher sans vraiment y arriver, te demandant si les battements de ton cœur te resteront fidèles et si demain, tu pourras te réveiller, un réveil pour répéter cet éternel recommencement. Puis tu t'endormiras en espérant faire un bon dans le passé où la vie t'avait offert à de multiples reprises l'occasion de t'en sortir, mais tu sais le choix que tu as fait. Tu as décidé de te vendre à cette diablesse de maladie à jamais sans recevoir le butin qu'elle t'avait promis te disant : « Avec un autre corps, tu seras plus heureux. »

Puis maintenant, demande-toi : que serait ta vie si tu guérissais de ta maladie ? Tu as peut-être oublié à quoi ressemble une vie normale, alors laisse-moi t'expliquer un peu. Tu te réveilleras en appréciant chaque bouffée d'air que tu inspires dès le matin. Tu auras une énergie débordante, celle qui te fera te surpasser chaque jour pour atteindre tes objectifs. Tu pourras aller faire un jogging le matin ou aller simplement marcher pour apprécier chaque coup de vent sur ta peau. Ou bien tu pourras même soulever dix kilos d'haltère pour ressentir la force de ton corps, mais dans tous les cas, tu te sentiras léger et apaisé de l'intérieur, enfin capable d'admirer ce que ton corps te permet d'accomplir, du plus complexe au plus simple. Tu auras peut-être une famille, des amis avec qui tu pourras sortir. Tu ne rateras plus une soirée pour t'amuser sans te prendre la tête et dévorer la vie à pleines dents et en passant dévorer enfin ces délicieux gâteaux dont tu t'étais tant privé, mais sans une pointe de culpabilité en toi. Tu accompliras ce rêve que tu as toujours eu, car tu croiras en toi et tu auras un esprit libre pour te focaliser dessus, tu ne laisseras rien ni personne te rabaisser et tu t'en donneras les moyens. Au moment où tu croiseras un miroir, tu pourras enfin te regarder droit dans les yeux et voir la formidable, forte et belle personne qui se trouve devant toi et tu la remercieras d'avoir fait le bon choix il y a des années de cela. Chaque jour ne sera pas un conte de fées, mais chacun d'entre eux en vaudra la peine. Tu sauras enfin qui tu es, ce que tu vaux, et tu sauras gérer les situations avec la bonne solution. Tu sauras qu'un jour, tu as pris la meilleure décision de ta vie.

15 – « J'avais devant moi une version de la mort »
Laure H.

Lorsque j'étais petite, ma relation avec la nourriture était normale. J'étais une enfant timide, rêveuse, mais aussi heureuse et épanouie, je ne m'étais jamais réellement questionnée sur mon apparence. Je viens d'une famille où les repas familiaux sont très importants. Ma mère a toujours cuisiné à la maison, c'est une part très importante dans notre culture et notre mode de vie. Lors de mon adolescence, j'ai commencé tout doucement à avoir un corps de femme et je me souviens d'un jour où, en me regardant dans le miroir, je découvrais ce nouveau corps, un corps qui même en cas d'extrême maigreur gardait toujours des seins. Je me souviens du regard et de l'exclamation de stupeur de ma mère qui, me voyant dans ce miroir, m'avait fait la réflexion comme quoi j'avais des seins très développés. En effet, ma mère est plus petite et a une morphologie très différente de la mienne. À partir de là, je me rappelle avoir pensé que j'avais un problème et que mon corps n'était peut-être pas normal. Je faisais cinquante-deux kilos pour un mètre soixante-six, je marchais en rentrant mes épaules reflétant l'incertitude et la honte face à mon corps. Quant à mon père, il m'avait par ailleurs dit de ne pas m'inquiéter et qu'après mon bac, je pourrais entamer un régime pour perdre ces kilos en trop, comme sa propre mère avait pu le faire, et qu'en faisant pareil, j'atteindrais un physique très mince et donc je serais enfin ce bien, selon lui. L'été après mon bac, à mes dix-sept ans, je me retrouvais seule pendant les vacances. Ma mère m'avait conseillé d'entamer un régime pour perdre deux kilos et être bien dans ma peau. Mon objectif était de descendre alors à cinquante kilos, et c'est là que tout commença.

Pendant l'été, rien de spécial, mais en septembre, je suis partie vivre à l'étranger, et avant de partir, ma mère me rappela de bien faire attention à mon poids, que je serais plus jolie et mieux en y prêtant attention. L'idée de perdre ces kilos était alors devenue une obsession. En arrivant toute seule à l'étranger, hors du cocon familial, je me retrouvais seule avec moi-même, complètement désemparée. J'étais étrangère à mon propre corps et surtout, j'étais submergée d'émotions, sans repère, complètement perdue, et je sombrai alors dans la boulimie. Plus j'essayais de me restreindre, plus je craquais et me fixais des objectifs de perte de poids, et je m'enfonçais de plus en plus dans mon chaos. Je ressentais comme un grand vide en moi que je me devais de remplir, une grande détresse devant laquelle j'étais impuissante, j'avais peur, peur d'affronter toutes ces émotions, de m'arrêter et de comprendre pourquoi j'agissais de la sorte. Dès que j'étais seule, je descendais me remplir des bols de céréales avec du lait et une montagne de sucre. Je les avalais les uns après les autres pour me faire du mal et sans plaisir, je me remplissais, je ne mangeais plus, je ne m'alimentais plus, j'employais le terme « ingurgiter ». Je me restreignais ensuite, je me serrais tellement la vis, j'avais tellement voulu contrôler qu'au final, je ne contrôlais plus. Tout ce comportement était aussi lié au fait que j'étais à une période charnière de ma vie où je me découvrais.

Par la suite, en rentrant en France pour commencer des études, j'étais toujours dans la boulimie, mais peu à peu, cela s'était calmé, du moins c'est ce que je pensais. En effet, j'avais seulement éradiqué toutes les tentations en les éliminant, comme les sucreries. Mes repas n'étaient plus du tout équilibrés. Les années passèrent et les crises s'étaient finalement calmées, sauf qu'il me restait toujours l'obsession de mon poids et la terreur que je ressentais face à la nourriture. Même si je ne faisais plus de crise au quotidien, il suffisait que je sois en vacances avec ma famille pour descendre sur la pointe des pieds quand tout le monde dormait pour prendre tous ces aliments qui étaient pour moi interdits. Ma relation face à la nourriture connaissait des hauts et des bas, et surtout, j'en étais venue à tout contrôler, je me faisais même des semaines « detox » pour compenser.

Lors de l'été 2019, c'est là que je suis tombée amoureuse pour la première fois. J'étais sur un petit nuage et commençais à enfin découvrir mon corps de femme. Je pensais être enfin bien dans mon corps. À ce moment, je n'étais plus dans la boulimie, mais juste dans le contrôle des calories. Il y avait des jours où je ne m'alimentais que de pommes et de Coca light, et éventuellement un petit repas avant midi. Je m'intéressais beaucoup à l'alimentation et je cherchais à être enfin bien mon corps, mais toujours avec l'objectif d'être plus mince. Malheureusement, cette relation amoureuse ne fut pas la plus heureuse et cette personne abusa de moi. Cette première relation m'avait complètement détruite et j'étais en morceaux. Au final, avec le recul, je me rends compte que ce traumatisme m'aura conduite sur le chemin qui m'a permis de me découvrir moi-même. Après cet été passé avec lui, je me replongeai de nouveau dans mes études. Petit à petit, j'apprenais à me reconstruire et je me renseignais de plus en plus sur le rapport au corps, à la pleine conscience et j'essayais de comprendre cette relation que j'avais avec moi-même, pourquoi j'avais agi de la sorte et le rapport émotionnel face aux aliments. Je réalisais que j'avais été une petite fille en face de mes émotions, que je ne les avais jamais apprivoisées. Je ne prenais pas du tout de repas normaux et équilibrés, le seul critère que je regardais était seulement les calories.

Arrivé le mois de juin, je me suis littéralement écroulée, j'avais trop donné jusque-là, avec la peine, les larmes, la fatigue, la solitude, j'ai tout lâché, et à partir de ce moment, tout a été chamboulé. J'étais enfin arrivée au bout de cette année d'études, un objectif que je m'étais fixé pour pouvoir enfin respirer. Je voulais être parfaite. Dans cet objectif, j'ai enchaîné l'été sur un stage ne me laissant aucun temps libre pour des vacances de toute l'année. Ce stage était très intense du matin au soir, tous les jours avec beaucoup de pression et une équipe qui ne m'avait absolument pas accueillie. Pendant ce temps, tous mes amis étaient partis en vacances et je me retrouvais seule à Paris. Le soir, en rentrant chez moi, seule, j'avais alors tous les jours le temps de gérer mes repas. Durant cette année d'études, j'étais devenue un peu plus ronde, je ne bougeais pas, et niveau alimentation, je n'étais toujours pas très bien équilibrée. J'avais un nouvel objectif de perdre ces quelques kilos pour être bien dans mon corps. Je me disais : « Je contrôle enfin, j'ai eu mon année d'études, ce stage dont je rêvais, il ne me reste plus que mon poids à gérer et j'aurai accompli tous mes objectifs, je n'aurai plus de soucis. » J'y suis donc allée très très fort en réduisant semaine après semaine les quantités que je mangeais. J'étais tellement affaiblie que le soir, je traînais mon corps en sortant du travail jusque chez moi et je m'allongeais directement, mais dormais très peu. J'étais heureuse d'enfin réussir à mincir après tant d'années. Je devenais addicte à la sensation de la faim, j'éprouvais enfin de la satisfaction et du plaisir.

Fin juillet, ma famille passait sur Paris, je refusais tous les repas en famille sous prétexte que j'étais fatiguée, que j'avais trop de travail ou que j'avais déjà mangé avant de venir. Ma sœur, qui est infirmière, m'avait fait des remarques, mais je me mettais en colère et refusais d'admettre la vérité : que j'étais dans l'anorexie. Si par mégarde, j'avais dû manger plus qu'un certain nombre de calories, alors je jeûnais le jour suivant pour compenser. Plus j'avançais, plus je sombrais dans la maladie et plus je pensais la contrôler, mais encore une fois, je ne contrôlais plus rien, à tel point qu'un jour, en me regardant dans la glace, j'aperçus mes os qui ressortaient de partout, j'avais devant moi une vision de la mort, je n'avais pas d'autres mots pour décrire cela. Je n'avais pourtant pas la force de m'en sortir toute seule. Je savais qu'en continuant, c'était le point de non-retour, mais je continuais, je ne pouvais pas m'arrêter. J'ai un ami en particulier qui m'a beaucoup aidée et soutenue tout le long que j'avais rencontré en juin juste avant que je sombre dans l'anorexie.

J'avais un comportement autodestructeur, je ne voulais plus vivre, je voulais oublier la souffrance et tout ce qui m'avait fait pleurer, je voulais supprimer ces formes de femme qui m'avaient apporté tant de soucis. J'étais si désespérée et tellement en guerre contre moi-même que je me souviens d'un soir où j'avais avalé une énorme quantité de rhum en plus d'autres alcools, directement à la bouteille, sans avoir rien mangé depuis deux jours. Je voulais supprimer toute cette souffrance en moi. Au final, je me retrouvai malade pendant deux jours après une nuit à lutter pour réussir à respirer entre des épisodes de vomissements. Mon petit corps tenait encore bon, et quand je sentais mon cœur s'arrêter, il reprenait ensuite. Je me revois encore en juin au tout début de l'anorexie en me regardant dans le miroir de profil et me dire que je ne voulais plus de ce corps que j'avais lorsque j'étais avec cet homme qui avait abusé de moi. Je voulais faire disparaître ces émotions et ne plus rien ressentir.

Je travaillais énormément, j'étais comme un fantôme, toujours en suractivité, une âme sans un corps, je ne ressentais plus ce corps qui disparaissait petit à petit. Je me souviens aussi au fur à mesure de mon affaiblissement au niveau des jambes, notamment lorsque je me rendais au travail. Quand je commençai à sombrer dans l'anorexie, en juin, je pouvais encore courir ; en octobre, je peinais à monter les quelques marches des escaliers du métro, j'étais épuisée et devais m'arrêter, car mes jambes s'amaigrissaient toujours plus et tremblaient à chaque pas. J'étais furieuse en voyant cela et redoublais d'efforts en rentrant chez moi à pied le soir en marchant une heure de plus. Deux mois après le début de mon anorexie, j'avais perdu mes règles, mais refusais de le reconnaître en me disant que mon corps n'avait qu'à suivre le rythme, que je devais perdre du poids de toute manière et qu'il devrait s'y faire. En octobre, j'étais à bout, j'atteignais les trente-huit kilos, épuisée, j'avais froid et j'étais tout le temps irritable et instable, je vivais dans une sorte de brouillard et mes journées passaient sans que j'en sois consciente et je travaillais comme un robot.

De plus, avec l'anorexie, j'avais sombré dans une dépression, je voyais tout en noir, j'étais dans une sorte de tunnel, mon cerveau était lui aussi affaibli, je n'avais pas la force de pouvoir m'en sortir seule. Parfois, j'avais quelques instants de lucidité où je réalisais la gravité de la situation et me disais que je devais m'en sortir, mais je n'en avais pas la force et je continuais de m'enfoncer. Jusqu'à fin octobre 2020, où, avec le confinement et la deuxième vague de coronavirus, je rentrai dans ma famille par peur de rester confinée seule et très poussée par ma famille qui craignait pour moi, et c'est ce qui m'a sauvée.

À ce moment-là, je ne me nourrissais presque plus et n'en éprouvais plus le besoin. Même dans la rue, les gens se retournaient souvent vers moi et j'en éprouvais presque de la fierté en me disant que j'avais réussi à perdre tout ce poids. C'est ma famille qui m'a sauvée et en particulier ma mère, ma sœur infirmière et cet ami qui tout le long de mon anorexie a été là pour me soutenir aussi.

Pendant les deux premières semaines avec ma famille, j'étais confinée et j'avais donc tous mes repas préparés avec soin par ma mère. J'étais en colère qu'on me prépare des repas que je jugeais énormes et je jetais tout à part quelques aliments bien sélectionnés. Puis, au bout de deux semaines et demie, j'ai fondu en larmes. Je n'en pouvais plus. Je reconnaissais enfin que j'étais malade et que j'avais besoin d'aide.

Ensuite, il y a eu différentes étapes de guérison. Je recommençais à prendre des petits repas en famille, mais toujours bien contrôlés et en petites portions. J'étais terrifiée. Les premières semaines, j'avais ces craquages. Tous les soirs vers dix heures, je me faisais un troisième repas en plus du déjeuner et du dîner. J'étais affolée, je ne savais pas ce qui m'arrivait, moi qui contrôlais tout si bien jusque-là. Mon estomac, habitué à de minuscules quantités, me le faisait bien payer et je me retrouvais incapable d'avaler quoi que ce soit le lendemain. Mais ce qui m'a sauvée, c'est de toujours avoir tout dit à ma mère. Je lui parlais de ce repas que je faisais en plus le soir, de mes peurs, cela me rassurait et je déculpabilisais. Au début encore, le lendemain de ce troisième repas, je compensais soit en mangeant moins soit en bougeant plus, et horrifiée, je calculais toutes les calories au nombre exact. Jusqu'au jour où, grâce à toutes ces conversations avec ma mère et en décidant de faire la paix, je décidai de lâcher prise, de ne plus compter les calories, mais de m'écouter tout simplement. Alors, oui, au début, j'ai eu un appétit énorme et j'en ai encore un, mais mon corps est toujours affamé et réclame cette nourriture dont il a tant besoin, et je la lui donne sans me questionner. Se nourrir est humain et ce n'est pas quelque chose qui se contrôle. Je me fixe de base deux repas, un à midi et un le soir que je prends calmement, avec les autres si possible, où je me fais plaisir sans me mettre de limite, et un goûter en plus si j'en ressens le besoin.

Je suis toujours sur le chemin de la guérison de l'anorexie, je reprends du poids, de la joie de vivre, du calme, de la paix, des objectifs, des rêves et de la confiance en moi jour après jour. Cela ne veut pas dire que c'est facile tous les jours. Je dois encore accepter ma reprise de poids et je vais retrouver un appétit normal avec un sentiment de satiété, un équilibre, des repères, j'ai confiance.

Je n'ai jamais été hospitalisée avec une sonde ou autre pour me réalimenter. Pour moi, c'est dans ma famille que la guérison devait se faire, car mon anorexie était aussi liée à tous les conflits que je pouvais avoir avec mes parents, et je savais que seule ma mère pouvait me sauver ; dans ce cas, c'est inexplicable. Mais chaque cas est unique.

J'en profite pour vous partager mes peurs qui me submergent au moment même où je vous écris. J'ai peur ayant décidé de ne plus contrôler et de faire enfin confiance à mon corps, et pour la première fois de ma vie, j'appréhende cet aboutissement inconnu, je ne sais pas comment je serai au final ni où ce chemin de guérison va me mener, si mon corps va enfin parvenir à se réguler tout seul en accord avec mon esprit et mon cœur. J'intègre petit à petit ces nouveaux aliments qui me font peur. Je m'étonne moi-même de pouvoir manger autant. Cela me terrifie même parfois, car avec les jours qui passent, je culpabilise de moins en moins et une voix résonne encore dans ma tête pour parfois me remettre en question, alors je me pose et j'en parle, ce qui aide beaucoup. Je découvre mon corps qui revient à la vie, qui reprend place petit à petit, reprend ses droits, j'entame un nouveau dialogue avec lui, celui de l'amour, l'échange fait avec le cœur entre le corps et l'esprit, le parfait échange et l'équilibre entre les deux pour vivre en harmonie.

Cela dit, j'appréhende encore lorsque je suis invitée à l'extérieur, peur qu'on me voit manger, peur de manger tout court, de me l'autoriser, de m'accorder ce mérite, qu'on me force à manger plus que mon envie, qu'on me juge ou qu'on me fasse une réflexion, j'ai également peur de perdre le contrôle. On en revient toujours à ce fameux contrôle, comme si se nourrir pouvait se contrôler. Je sais que durant les fêtes de fin d'année et dans les semaines qui viennent, mon corps va en profiter pour enfin pouvoir stocker et faire des réserves en prévision d'une prochaine famine, et c'est bon. Je lui autorise tout ce qu'il veut et en quantité qu'il souhaite, même si parfois, je prends peur. Cependant, je préfère voir ces kilos comme quelque chose de positif, car ils vont me permettre de vivre, de reprendre des forces, de refaire fonctionner mon cerveau correctement et de reprendre une vie sociale. Alors parfois, je me pose seule et je respire pour me recentrer et repartir.

Au final, même si vous parvenez à vous contrôler des mois, voire des années, votre corps vous le fera payer. Soit vous mourrez dans toutes les dimensions qu'implique ce terme, soit vous décidez de vivre. Si vous lâchez votre corps, alors c'est lui qui vous lâchera un jour. Plus tôt vous décidez de guérir, plus tôt vous limiterez les dégâts, alors autant décider de laisser exprimer et respirer son corps.

Je remercie ma maman qui a été là, qui m'a soutenue, écoutée, consolée, prise dans ses bras, m'a cuisiné de bons petits plats, ne m'a jamais forcée et m'a respectée et épaulée tout le long de mon chemin de guérison, ainsi que tous ceux qui m'ont redonné de la joie de vivre. J'ajoute aussi un remerciement très spécial à mon ami qui m'a écoutée, consolée, prise dans ses bras quand je n'étais plus consciente de rien et que je n'avais plus la force, réchauffée quand j'étais complètement gelée. Il m'a secourue dans mes pires moments du début à la fin.

« Pour finir, je dirai que la clé pour se sortir des TCA, c'est d'avoir le courage d'en parler à ses proches ou à une personne de confiance, de réaliser sa maladie et de vouloir s'en sortir de toutes ses forces. La pleine conscience, la connaissance et l'amour de soi sont essentiels pour se guérir, et pour cela, il faut retrouver ce qui nous fait vivre au quotidien, des objectifs, des passions ; pour moi, mon amour de l'art, de la nature ainsi que mes proches m'ont donné cette étincelle pour vouloir revivre à nouveau. Je dois dire que je suis choquée par le fait que la mode d'aujourd'hui soit conditionnée pour les filles d'une seule morphologie. Quand j'étais à cinquante-deux kilos, à mon poids de forme, je galérais pas mal à m'habiller, il a fallu que je sois en famine pour que tout m'aille enfin. De plus, je me rappelle la remarque d'une voisine qui, en me voyant après plusieurs mois, m'avait dit à quel point elle me trouvait jolie avec ces kilos perdus et qu'elle voulait que je lui donne mes techniques et conseils ! Heureusement, la société change et évolue. Non, toutes les femmes ne sont pas plates et sans formes. De plus, la minceur n'est pas un gage de beauté. Nous valons plus qu'un corps, une apparence, nous sommes un tout, une personne vivante. Aujourd'hui, j'ai vingt-et-un ans et je ne lâche rien, je continue de reprendre du poids. Ma guérison est encore très fraîche et je ne peux pas encore déclarer être guérie des TCA, mais je m'accroche et je ne veux rien lâcher pour pouvoir être moi-même et sourire à la vie, vivre et me battre pour ce qui me passionne et pour les personnes que j'aime.
Les TCA, avant d'être un problème alimentaire, sont des maladies beaucoup plus complexes et globales et découlent d'un manque d'amour, d'estime,

de respect et de connaissance de soi. Pour guérir, il ne suffit pas de régler son problème de poids. Pour guérir, il faut parcourir le chemin de la découverte, de l'amour et de l'acceptation de soi. Il faut le faire pour soi-même et non pour les autres.

Aujourd'hui, je voudrais remercier mon corps et lui donner toute ma gratitude et ma bienveillance. Notre corps est là pour nous soutenir et nous permettre de vivre. Malgré les mauvais traitements infligés, il aura toujours tenu le choc, parfois le cœur n'avait plus la force de battre, parfois les jambes n'avaient plus la force de marcher, parfois il est tombé en hypothermie, car il appelait au secours, mais au final, il aura toujours tenu bon et aura toujours essayé de garder la moindre petite parcelle de vie en lui. Notre corps n'est pas notre ennemi, c'est au contraire notre meilleur ami. Il fait partie de nous et fait de nous qui nous sommes. Il en est de même pour la nourriture, elle n'est pas notre ennemie, mais est source de vie, et la vie, c'est l'amour. Ce corps que nous avons nous accompagnera toute notre vie, donc autant être dans la bienveillance et dans la gratitude. C'est seulement une question d'acceptation : soit j'accepte d'être qui je suis, soit je retourne dans cet enfer, ce puits noir et sans fond, ce tunnel sombre et glacial qu'est l'anorexie et qui mène à la mort. »

Laure H.

La perfection

Notre vision des choses est modelée par notre environnement et ce à quoi nous sommes exposés. Chaque jour, nous nous imprégnons de ces influences autour de nous qui, explicitement ou implicitement, nous transmettent un message de ce qu'est le succès, l'image parfaite, ce que nous devons accomplir, ce à quoi nous devons ressembler pour être plaisant aux yeux de la majorité, sans quoi nous avons échoué. Si nous regardons l'image de la femme et comment celle-ci a évolué au fil des années, dans l'art, la publicité, la différence entre les cultures, entre les pays, on se rend compte qu'il n'y a pas un seul modèle de représenté, mais bien autant de modèles qu'il y a de diversité corporelle autour du monde.

Chaque siècle, chaque décennie, et encore plus rapidement de nos jours, cette image change. Alors, nous aussi, nous décidons de changer pour satisfaire une mode de plus de la société à un instant T. En essayant de rentrer dans le modèle qu'elle nous impose, nous nous figeons nous-mêmes dans une temporalité qui s'estompera un jour. Pour un instant, passager, nous décidons de sacrifier beaucoup de nos capacités, en nous résumant nous-mêmes à la simple apparence que nous renvoyons aux autres. On s'efforce alors chaque jour de vivre dans un corps dans lequel nous ne sommes pas heureux, un corps qui ne nous appartient pas et on se ment à chaque instant, essayant de nous convaincre que c'est mieux comme ça.

Que se passerait-il si demain au réveil, tout ce que nous connaissions avait disparu, si tous les standards de la beauté avaient changé sans prévenir ? Que ferions-nous de ce qu'on a mis tant de temps à construire pour rentrer dans cette mode qui est maintenant démodée ? Nous essaierons sûrement encore de changer pour être comme la prochaine image soi-disant parfaite, nous encerclant ainsi dans un tourbillon sans échappatoire. Je doute cependant qu'on puisse le refaire aussi aisément que les premières fois. Parce qu'à travers tout ce temps, nous n'avons pas uniquement changé un physique, nous avons beaucoup sacrifié notre être intérieur. Nous nous sommes acharnés contre nous-mêmes, nous avons été souvent sans pitié pour être une personne comme elle, comme lui, mais finalement, nous n'avons jamais essayé d'être comme nous-mêmes. Alors, passerons-nous notre vie à courir un marathon pour ressembler le plus vite possible au prochain modèle sur le prochain magazine, au prochain influenceur qui cartonne sur la toile ?

Souvent, nous passons notre temps à modifier ce que les yeux peuvent voir, mais nous oublions que l'Homme est doté de tellement plus de sens que la vue. Il est doté de l'ouïe, alors pourquoi ne pas juste se poser quelques minutes dans la journée et apprécier la beauté du chuchotement du vent, des oiseaux, de la pluie ou

même du silence qui nous entoure ? Il est doté de la parole, alors pourquoi ne pas travailler sur les différentes mélodies que notre voix est capable de créer si chanter est ce qui nous plaît ? Les modes viennent et s'en vont, mais il y a des choses qui ne partent pas, qui ne se démodent pas. Alors, sache que tu ne seras jamais à la mode, et par conséquent, jamais démodé, parce que tu n'es pas une mode. Tu es toi, tu as beaucoup plus à offrir au monde qu'une simple apparence, car nous sommes tous dotés d'un corps, mais tu as quelque chose que nous n'avons pas tous et tu pourrais le voir seulement si tu y prêtais le peu d'attention que cela requiert. Quelqu'un a dit un jour : « Tout le monde convient à quelqu'un sans être quelqu'un qui convient à tout le monde. »
La perfection est un mythe et il ne sert à rien d'essayer d'atteindre l'illusoire. Alors, autant créer son propre modèle de sa propre perfection d'un être imparfait qui accepte simplement qui il est.

16 – « Je ne pouvais être spectatrice de ma guérison, mais il fallait que je devienne actrice » Lélia

Je m'appelle Lélia, j'ai trente-et-un ans, je souffre d'anorexie et de boulimie depuis mes treize ans. Petite, j'ai toujours été une bonne mangeuse, manger était un moment de plaisir, je n'étais pas difficile, je mangeais de tout. J'étais grande pour mon âge, je faisais une tête de plus que mes camarades de classe et je n'étais pas en surpoids, mais comparée aux autres, disons que je prenais de la place, et pourtant, je détestais me faire remarquer, je voulais être invisible au milieu des autres, entrer dans la norme, être comme tout le monde. À la maison, mes parents ainsi que mes deux sœurs étaient des petits mangeurs, manger n'était pas synonyme de plaisir. Je me souviens des phrases de ma mère disant à mon père lorsqu'il tentait de se resservir : « Arrête de manger, tu es bien assez gros comme ça », mais mon père n'était absolument pas gros. Depuis très jeune, j'étais complexée par mes cuisses, ces cuisses que je trouvais trop grosses. Je me souviens qu'assise sur le canapé, pour ne pas les voir, je les cachais en posant un coussin dessus.

À treize ans, une fois ma croissance terminée, je continuai à prendre du poids. À l'aube de la maladie, je pesais cinquante-cinq kilos pour un mètre soixante-huit. Je ne me sentais pas à l'aise dans mon corps, il avait changé, pris des formes, je me sentais grosse par rapport aux autres filles qui avaient une taille de guêpe. Puis un jour, ma mère m'a fait la remarque qu'il faudrait que je fasse attention à ce que je mangeais, car je commençais à « m'empâter ». Ceci a marqué le début de la fin, le début du cercle vicieux à partir duquel je suis tombée dans l'anorexie puis, quelques années plus tard, dans la boulimie.

Tout a démarré par un simple régime, je me contentais de manger ce qu'il y avait dans mon assiette en évitant de me resservir.

J'ai perdu un kilo, puis un autre, je me sentais fière de moi, satisfaite. Puis, petit à petit, j'ai commencé à diminuer mes portions, diminuer le sucre, et pareil, je perdais un kilo par un kilo. Plus je voyais le poids diminuer sur la balance, mieux je me sentais ; a contrario, voir mon poids augmenter me mettait dans tous mes états. Mon poids était devenu une obsession, je me pesais plusieurs fois par jour, et à chaque fois que je montais sur la balance, je me disais : « Allez, encore un kilo. » C'était une course effrénée, une course à toujours vouloir atteindre moins, toujours un petit kilo de moins. À cette époque, je commençais à mettre des baggys pour masquer ce corps, ces cuisses que je trouvais toujours trop grosses, peut-être également pour masquer le fait que je maigrissais, je ne voulais que personne ne le remarque, que personne ne puisse m'arrêter dans cette course, dans cette « quête du moins ». Mon comportement alimentaire commençait également à faire naître des questions, moi qui avais l'habitude de bien manger, je ne mangeais que des portions très restreintes. J'ai alors commencé à vomir, à vomir ce que j'estimais avoir trop mangé, à vomir ce qu'on avait voulu me faire ingurgiter. En parallèle, il fallait que mon corps se dépense, brûle tout ce surplus de calories absorbées, je suis rentrée dans l'hyperactivité, mon corps ne devait jamais être au repos, toujours en mouvement. Ma vie tournait autour de la nourriture, de la balance, j'usais de stratagèmes pour manger le moins possible. Je ne me suis jamais sentie aussi forte psychologiquement qu'à cette période de ma vie, je contrôlais mon poids, je contrôlais mon corps, ce corps qui m'appartenait, ce corps que je faisais disparaître.

Et puis j'ai manqué d'attention, après un repas où il m'avait semblé avoir beaucoup trop mangé, ce repas qui mettait en péril ma course vers le « toujours moins », je me suis précipitée aux toilettes pour vomir ce surplus et je me suis fait prendre à mon propre jeu.

Je me souviens des cris, des pleurs, puis du rendez-vous chez le médecin avec le verdict d'anorexie mentale. Je pesais alors quarante-huit kilos et n'avais plus de règles depuis quelques mois. Sur le coup, je n'ai pas compris, j'ai refusé ce que le médecin me disait ; pour moi, il y avait une erreur de diagnostic, je n'étais pas anorexique. Les anorexiques sont très maigres, et pour moi, j'étais bien loin d'être très maigre. Je me suis sentie incomprise, l'impression d'être face à une injustice.

« Les autres personnes ont le droit de faire un régime et de perdre quelques kilos, alors pourquoi moi je n'aurais pas le droit ? Pourquoi toutes ces personnes bien plus maigres que moi ne sont pas qualifiées d'anorexiques et pourquoi moi je le suis ? Pourquoi menace-t-on de me faire hospitaliser si je continue à perdre du poids ? Je vais très bien, je me sens très bien, je ne me suis jamais sentie aussi bien de ma vie. Je veux qu'on me laisse tranquille, qu'on me laisse mon corps, qu'on me laisse ce droit de faire ce que je veux de mon corps, qu'on laisse mon corps être comme j'ai envie qu'il soit, qu'on le laisse être, qu'on me laisse être », voilà ce qu'il se passait dans ma tête.

J'ai refusé ce verdict, car je ne me sentais pas malade, car pour moi, être anorexique était une maladie psychiatrique, qui dit psychiatrie dit être folle ; je n'étais pas folle. Et puis, être folle renvoyait à ce que ma mère méprisait, elle qualifiait de fou toute personne ne rentrant pas dans sa manière de voir les choses.

Il était impensable de me faire hospitaliser, qu'allais-je dire à mes amis, au collège ? Ils allaient tous penser que j'étais complètement folle. J'ai maintenu mon poids à quarante-huit kilos pour ne pas être hospitalisée, pour ne pas avoir à assumer le regard des autres, pour rester normale aux yeux des autres, pour ne pas avoir à assumer la honte de cette erreur de diagnostic sur mes épaules. En parallèle, j'avais interdit à mes parents, à ma mère d'en parler à quiconque.

Pendant trois ans, j'ai eu deux rendez-vous par mois avec un pédopsychiatre, celui-ci attendait que je parle, et moi, je restais dans mon silence. La séance semblait interminable à se regarder dans le blanc des yeux. De nature peu bavarde, je n'avais de toute façon rien à lui dire, je n'avais rien à faire dans ce cabinet, je n'avais rien demandé. Au bout de trois ans, mes règles sont revenues, j'avais repris du poids, j'ai été relâchée, livrée à moi-même, mais absolument pas guérie.

La phase d'anorexie a duré deux ans pendant lesquels manger était une torture. Puis, petit à petit, j'ai recommencé à goûter de nouveau des aliments que j'avais bannis de mon alimentation, ces aliments « qui font grossir ». J'ai aimé, j'ai pris du plaisir, c'était tellement bon. J'ai repris du poids, plus que je n'étais capable de l'accepter. Au fond de moi, je ressentais une culpabilité omniprésente face à ces aliments que moi je n'avais pas le droit de manger, ces aliments que j'ingurgitais sans compter, ces aliments qui me rendaient énorme et cette terrible peur de grossir. Ce terrible reflet dans le miroir qui me hantait et me faisait me détester. De l'anorexie, je suis passée à la boulimie vomitive. Alors, je mange sans aucun contrôle, je vomis, je mange, je vomis, je mange, je vomis… toujours avec cette peur constamment présente d'être mise à nue, exposée, que quelqu'un découvre ce monstrueux secret, ce monstre caché en moi, ce monstre qui est moi, alors pendant des années, je vécus cachée. Cachée des autres, mais également de moi-même.

Pendant des années, je me suis convaincue que j'allais très bien, essayant de faire abstraction de cette maladie qui rythmait mon quotidien. Pendant toutes ces années, j'ai avancé, j'ai fait une vie normale, fait des études, passé du temps avec des amis, eu des petits copains, eu un job et me suis installée. D'une certaine manière, j'ai réussi tout ce que j'avais entrepris. Une vie en apparence tout ce qu'il y a de plus normal, une vie que l'on pouvait envier de l'extérieur. Cependant, il y avait ce hic, ce truc en moi que rien ne semblait expliquer, cette erreur que je refusais.

Il y a alors quatre ans, la maladie m'a rattrapée, mon esprit ne voulant pas entendre et mon corps a pris le relai. Mon corps m'a dit « merde », j'avais des douleurs au ventre qui me clouaient au lit que rien ne soulageait. J'ai alors dû me rendre à l'évidence : mon corps que j'ai fait souffrir toutes ces années me rappelait à l'ordre. J'ai pris rendez-vous chez mon médecin, auquel j'ai avoué, tremblant de tout mon corps, que je souffrais de boulimie depuis toutes ces années. Vivre avec ces douleurs m'était impossible, je devais l'avouer. Elle m'a alors pris rendez-vous avec une psychologue dans un centre spécialisé dans les addictions, avec laquelle j'ai eu quelques rendez-vous. À cette période, je n'avais pas conscience de l'implication personnelle que cela nécessitait. J'étais toujours dans le déni, persuadée que j'allais très bien, consciente que je ne pouvais vivre ainsi, que je ne voulais pas vivre ainsi toute ma vie, mais pensant que quelques séances suffiraient pour me sortir de la boulimie ; après tout, tout allait bien, il n'y avait pas de raisons de faire plus. Cette période a été difficile, je ne pouvais plus fermer les yeux sur ma maladie. J'essayais de m'en sortir, mais chaque effort pour manger et ne plus vomir, chaque effort pour ne plus faire de crises était rythmé par un échec, de la honte, de la culpabilité à ne pas y arriver, un sentiment d'être nulle, incapable, et par transposition, si je n'étais pas capable de me contenir, je ne serais jamais capable de rien dans ma vie. Cependant, je restais convaincue que tout allait pour le mieux dans le meilleur des mondes. Au cours de la dernière séance, cette psychologue m'a bousculée, elle m'a dit : « Si tout va très bien, pourquoi viens-tu me voir ? » Alors je suis sortie énervée de cette séance, en me remémorant les mois qui ont précédé, ces mois où j'ai tenté de ne plus faire de crises, ces mois où j'ai tenté de manger mes repas sans me faire vomir, cette peur de grossir omniprésente, ces efforts qui se sont soldés par des échecs. Cette phrase qu'elle a prononcée m'a blessée, car elle niait la souffrance endurée au cours de ces derniers mois. Elle niait cette souffrance à la hauteur où je niais que je n'allais pas bien. Je ne suis jamais retournée voir cette psychologue, mais en vérité, cette phrase a été salvatrice, elle a été l'élément déclencheur, la prise de conscience que tout n'allait pas si bien, qu'il fallait creuser, comprendre, la prise de conscience que je ne pouvais être spectatrice de ma guérison, mais qu'il fallait que j'en devienne actrice.

À partir de ce moment, j'ai commencé à me plonger dans les bouquins de développement personnel et de psychologie, j'avais besoin de comprendre pourquoi j'étais comme ça. Au fil des lectures, j'ai fait des liens, des liens avec mon histoire, avec moi. Ce qui allait bien, c'était la face émergée de l'iceberg, il fallait creuser dans la face immergée, cette zone noire, cette zone sombre, cette zone indéchiffrable, que j'avais gardée si loin de moi toutes ces années. En parallèle, j'ai consulté une psychologue spécialisée dans les thérapies comportementales et cognitives avec qui j'ai retravaillé ma manière de voir les choses, de penser et d'agir. J'ai également fait de nombreuses séances d'équicoaching, qui sont des séances de développement personnel assistées par le cheval. Ces séances m'ont énormément aidée à prendre conscience des difficultés que je rencontrais, le cheval ayant pour particularité de ressentir les choses en profondeur, il nous renvoie l'image de qui nous sommes. Face au cheval, face à ses réactions, on ne peut plus se mentir, il devient nécessaire de se remettre en question. Cela m'a énormément aidée à accepter de me regarder en face, à comprendre qui j'étais, et m'a permis d'évoluer dans le bon sens. Petit à petit, pas à pas, j'ai modifié mon regard sur moi, sur les autres, sur le monde, j'ai changé ma façon d'agir, ma façon de faire. Petit à petit, je me suis réapproprié la personne que j'étais vraiment.

Aujourd'hui, je souffre toujours de boulimie vomitive, la peur de grossir est toujours très ancrée à l'intérieur de moi, le chemin à parcourir reste encore long. Par moments, il m'arrive de baisser les bras, de ne plus arriver à voir le fond du tunnel, mais il y a toujours une lueur d'espoir à l'intérieur de moi qui m'aide à avancer. Durant cette période, il y a eu des hauts et des bas, des moments où je sentais la guérison être là et des périodes de rechute. Il y a eu des victoires et des échecs, de la joie et de la souffrance. La face immergée de l'iceberg s'est considérablement réduite pour laisser place à celle émergée. Petit à petit, je me rapproche de moi-même, j'apprends à me connaître, à être, à m'accepter telle que je suis malgré mes imperfections. Depuis que j'ai entrepris ce travail sur moi-même, ma vie a changé, et en positif. C'est une bataille à mener, une bataille qui vaut la peine d'être menée.

« D'après mon expérience personnelle, si l'on veut aller vers la guérison, la chose primordiale, c'est d'accepter que l'on soit malade, accepter de se regarder en face, avoir la capacité de se remettre en question pour changer sa manière d'être, d'agir et avancer sur le bon chemin. Il faut s'entourer des bonnes personnes, des personnes de confiance, bienveillantes, des personnes à qui l'on peut partager notre honteux secret. Il faut accepter de se faire aider, trouver le thérapeute et la méthode qui nous conviennent. La guérison demande un important investissement personnel, elle est semée d'embûches. J'ai tendance à penser que derrière chaque souffrance que nous endurons, notre cœur tente de nous transmettre un message important pour nous, un message que nous devons déchiffrer pour ne pas nous perdre en route, pour trouver notre chemin, pour être. Vivons la vie comme une expérience, c'est le meilleur moyen de surmonter nos difficultés et d'aller de l'avant. »

Lélia

Une maladie psychiatrique

Beaucoup de nous ont peur lorsqu'on entend le mot « psychiatrique », mais pourquoi ? Sûrement, parce que cela implique une maladie dont la cause est cérébrale, quelque chose d'invisible à l'œil nu.

Il y a différents types de maladies psychiatriques comme il y a différents types de maladies physiques, ce qui implique qu'être pris en charge pour un trouble du comportement alimentaire n'est pas la même chose qu'être pris en charge pour une schizophrénie, par exemple.

Les troubles du comportement alimentaire commencent par les pensées, les comportements se modifient ensuite, les émotions sont sens dessus dessous, le tout impliquant des mécanismes qui les classent en tant que « maladie psychiatrique ». Même si toutes les maladies psychiatriques ne se reflètent pas physiquement, les TCA peuvent avoir des répercussions physiques. La prise en charge psychiatrique n'est donc qu'un seul volet, qui sera notamment là pour déceler l'élément déclencheur. La maladie implique aussi un suivi nutritionnel et d'autres suivis selon les conséquences que la maladie a pu avoir. Alors, derrière une personne qui mange pour guérir, pour rétablir une relation à la nourriture, une action banale et facile pour la plupart d'entre nous, il y a une personne qui se bat. Une bataille invisible, parfois, qui dépasse les limites de notre compréhension et de notre logique.

Les TCA peuvent souvent être associés à d'autres troubles psychiatriques. Ils peuvent notamment être la cause ou la conséquence d'une dépression ou être causés par des traumatismes vécus dans le passé. Ce sont finalement des maladies qui démarrent dans la tête, mais qui finissent par créer des dégâts au niveau des autres organes, rendant la prise en charge tant mentale que physique. Retenons que l'important, c'est avant tout d'être entouré par des professionnels, tous travaillant main dans la main pour un but en commun.

Les maladies psychiatriques touchent beaucoup plus de monde qu'on peut le penser ; pour vous donner une idée, à un instant T, 10 % de la population peuvent être atteints d'un trouble psychiatrique. Je pense que beaucoup d'entre nous ont été confrontés à celui-ci, que ce soit par le biais d'un proche ou même en étant atteint eux-mêmes, dans la frustration parfois de ne pas savoir comment la nommer ou même être dans la totale ignorance du trouble en question. Aujourd'hui, les gens, par peur du jugement, se cachent, évitent d'en parler et souvent même d'aller consulter, ils préfèrent ignorer les signaux, se persuader qu'ils vont bien pour éviter d'être caractérisés comme

« fous ». Mais le cerveau est un organe comme un autre, une maladie psychiatrique n'est pas synonyme de « fou », « folle » ou « dangereux », elle est juste synonyme de « maladie ». Alors, comme toute maladie, il mérite une prise en charge adéquate. N'oublions pas que les TCA ont le plus grand taux de mortalité des maladies psychiatriques et qu'ils tuent une personne toutes les soixante-deux minutes.

17 – « J'ai achevé ce que je voulais,
mon cerveau et mon corps ont eu leur dose »
Charline E.

On peut dire que j'ai toujours eu un rapport malsain et compulsif avec la nourriture ; par exemple, il m'arrivait de manger des paquets de gâteaux entiers, mais je ne m'en étais jamais rendu compte avant de rentrer dans ce fameux cercle vicieux.

Tout a commencé pendant le confinement 2020 où j'ai décidé de me reprendre en main et de changer mon alimentation pour être « healthy » en suivant les modèles de fitness. J'ai commencé à vouloir faire attention à ce que je mettais dans mon assiette et à vouloir me remettre au sport, mais ce n'était pas pour mon apparence physique, mais surtout pour ma santé. Je ne me rendais pas compte que je me restreignais au niveau de la nourriture ; pour moi, j'étais juste plus saine. J'étais obsédée par tout ce qui était industriel, il fallait que je cuisine pour contrôler ce que je mangeais, pour être donc « healthy » et arrêter de manger de la « malbouffe ». Je n'assumais pas le fait de tomber dans un comportement anormal et quand le mot « anorexie » a été prononcé pour la première fois durant l'été, j'ai rejeté l'idée en bloc.

J'ai fini par perdre du poids et j'en étais fière, je prenais des photos avant et après, mon corps était relativement beau et homogène. Cependant, la petite voix dans ma tête me disait que ce n'était pas assez et que je devais continuer de perdre encore plus. J'ai alors commencé à me restreindre de plus en plus, et par conséquent, j'ai commencé à faire de grosses crises de boulimie, une fois par semaine, lors de soirées chez des amis. Ces crises de boulimie, je les vivais très mal étant donné que personne n'était au courant à ce moment-là, donc je devais me cacher, cela me faisait terriblement mal de manger autant et je me sentais horrible et dégueulasse. Même si c'était dur, jusquelà, mon corps ne me le faisait pas ressentir.

Je suis partie à l'étranger pour un stage, un séjour pendant lequel je me suis retrouvée seule, confinée, en télétravail, et je ne voyais plus l'intérêt de manger. Les crises qui jusque-là aidaient à maintenir mon poids étaient de moins en moins fréquentes, puisqu'il n'y avait rien dans les placards. J'ai alors perdu dix kilos en moins de trois mois ; malgré ça, je ne le remarquais même pas. L'énergie me manquait pour tout, mais je me tuais au sport en fin de journée, alors que le matin, je n'arrivais pas à me lever et sous la douche, je perdais mes cheveux par poignée.

Quand je suis rentrée de mon voyage pour Noël, j'ai compris alors que je me laissais mourir et que ce n'était pas possible, car ne serait-ce que pour monter l'escalier de la maison, cela était compliqué. J'ai alors pris la décision d'aller mieux. Je suis suivie par une nutritionniste et un médecin depuis un mois maintenant et j'attends d'être acceptée pour un suivi par un psychiatre. J'ai frôlé l'hospitalisation de quelques grammes, mon IMC étant en dessous de la maigreur extrême et j'ai eu beaucoup de chance d'être rentrée pour les périodes de fêtes, qui m'ont permis de reprendre le poids qu'il me manquait pour atteindre la barre de « l'acceptable ».

Mes reins sont depuis très affectés, j'ai perdu énormément de cheveux et étant constamment gelée, j'ai un duvet qui pousse pour me protéger du froid, mais disons que j'ai eu de la chance d'être végan, donc je fais très attention à ne manquer de rien. Je pense que plusieurs facteurs ont joué dans ma chute et aggravé cette relation déjà malsaine avec la nourriture. Tout d'abord, j'ai voulu quelque chose dans cette période d'incertitude où on ne pouvait rien prévoir à l'avance, et ayant vécu une séparation difficile, je voulais aussi combler un vide. Je veux absolument reprendre du poids, même si le chiffre fait peur, mon corps actuel me dégoûte, et quand je voulais me reprendre en main, ce n'était pas pour finir ainsi.

Aujourd'hui, c'est dur, le poids n'augmente que très peu, mais la motivation est présente. Mes proches ont du mal à comprendre et sont très inquiets, leur comportement avec moi n'est pas toujours adapté et les mots font parfois mal, mais je ne leur en veux pas, ils ne sont juste pas assez renseignés sur la maladie et ne savent pas les choses à dire ou non. Les crises ont repris, mais sans vomissements, ce qui fait que l'énergie augmente également peu à peu. Je fais environ une crise de boulimie par semaine, généralement le week-end, mais ma perception en est complètement changée. Je ne me bourre pas le ventre d'eau dans l'objectif de me purger ensuite pour que ça passe mieux. Je ne fais que manger jusqu'à sentir le sentiment de satiété d'esprit : j'ai achevé ce que je voulais, mon cerveau et mon corps ont eu leur dose. J'appelle cela un festin, au lieu d'ignorer ces crises, je les accepte. Je sais que mon corps en a besoin, et tant que je les refuserai, mon corps continuera à s'affaiblir et à vouloir demander quelque chose dont il manque. Alors je ne me prive plus lors de ces moments-là : si je devais manger les dix cookies, je les mangerais. Même si la culpabilité reste présente, la petite voix se fait de plus en plus petite, je lui ai donné un nom et je la repousse autant que possible, je sais qu'elle doit disparaître. Je sais qu'une fois que j'ai fini de manger, je n'ai plus envie de nourriture et la voix sort de ma tête, alors qu'en temps normal, je passerais mon temps sur les vidéos de recettes et sur les sites à regarder les plats ou sur une application à compter les calories. Je sais aussi que les festins me régulent énormément et sont les seuls qui m'aident réellement à reprendre le peu de poids que j'ai repris et les médecins m'apprennent à les accepter. Je sais qu'ils vont se réguler, cela se fait généralement autour du troisième mois, quand le cerveau comprend que le corps ne sera plus restreint et qu'il n'a plus besoin de faire des réserves.

Le processus de guérison se base également énormément sur le renseignement ! Il faut beaucoup se renseigner pour comprendre ses comportements et les accepter. Ça ne fait qu'un mois que j'ai réellement engagé ce processus de guérison et seulement deux semaines que j'accepte les pulsions alimentaires.

Je reste motivée, par dégoût de mon corps actuel, mais également par envie d'avoir l'énergie de sortir voir des amis et de pouvoir à nouveau boire de l'alcool avec eux. J'adorais faire la fête avant et cela fait six mois que je ne peux plus à cause de mon état physique qui m'empêche de tenir plus de trente minutes debout et qui ne me permet pas de boire un demi-verre de mojito. Chacun trouve sa motivation quelque part ; moi, je l'ai trouvée là. Je vais avoir vingt ans dans vingt jours et je veux les fêter comme il se doit. En ce qui concerne ma pratique sportive, je n'ai pas encore su m'arrêter, mais c'est beaucoup plus modéré qu'avant et je suis un véritable programme élaboré et équilibré par des professionnels afin de ne pas être dans l'excès. Je veux guérir avant cet été, car je veux pouvoir me mettre en maillot. J'attends donc une prise de poids. C'est compliqué, car le poids ne va pas directement là où je voudrais qu'il aille. Il va d'abord dans les organes du ventre, rétrécis depuis longtemps dû au manque de nourriture, et sera réparti ensuite, c'est ça qui rend compliquée la prise de poids. Peut-être que je devrais vivre toute ma vie avec cette maladie, mais je dois juste apprendre à la gérer.

« Je suis tombée dedans à cause du cliché "healthy life" tant promu de nos jours. Je voulais juste être "healthy" comme tous ces influenceurs et je suis tombée dans l'excès. La juste mesure n'a pas été trouvée et j'ai détruit mon corps, mon mental et une partie de ma vie à cause de ça. Se reprendre en main à dix-neuf ans ne veut rien dire quand on n'est pas en surpoids, même si on ne fait plus de sport depuis quelques années et qu'on fait la fête deux à trois fois par semaine. Ça, c'est simplement profiter de sa vie d'étudiant, mais la société a décidé de promouvoir autre chose et je n'ai pas su trouver la force d'y résister. »

Charline E.

Message à l'entourage

Je voudrais encore préciser pour les personnes croyant cela : non, les TCA ne sont pas des caprices pour attirer l'attention.

Ils ne s'en iront pas comme par magie une fois qu'on s'en sera lassés. Ce sont de vraies maladies, avec de vraies causes, une douleur profonde, de véritables obstacles et peurs.

Je dirais que les proches ont un rôle important à jouer dans la prévention des TCA. Effectivement, grandir dans une famille qui pointe du doigt l'aspect physique en permanence et en fait un thème de discussion fréquent nous rend plus vulnérables, notamment dès le jeune âge, à tomber dans ces troubles. Cependant, personne ne peut être parfait. On ne peut pas toujours mesurer la conséquence de nos actes, de nos mots, notamment quand la société aujourd'hui change tellement vite et que les générations sont de plus en plus décalées par rapport à la précédente. On a cette constante pression par le monde extérieur d'être un modèle « parfait ». Alors, sentir cette pression au sein de notre propre entourage, encore plus de la part de la famille, ne nous fait que nous sentir encore plus obligés d'atteindre un certain standard pour réellement être aimés.

Ce n'est pas facile de comprendre un proche qui vit avec un trouble du comportement alimentaire. On a l'impression qu'ils sont déconnectés de nous et qu'on a du mal à les ramener à la vraie vie. Alors, certes, on est un peu déconnecté. Le but n'est pas de comprendre ce que vit notre proche, car effectivement, atteindre la compréhension de n'importe quelle maladie lorsqu'on ne l'a pas vécue nous-mêmes est je dirais quasi impossible. Cela ne veut pas dire pour autant qu'on ne peut pas essayer de le faire et d'avoir de l'empathie. Alors pour le faire, il faut se documenter, se renseigner sur Internet, auprès de professionnels, d'autres personnes atteintes, s'inscrire à des associations pour les proches des personnes avec des TCA. Et surtout, la chose primordiale est de ne pas hésiter à parler avec le proche concerné pour savoir comment lui vit la situation et les pensées propres qui le traversent et lui faire sentir que vous êtes là.

Trouver les bons mots n'est pas chose facile parce que les personnes avec des TCA sont souvent dans l'analyse des propos, sont assez sensibles aux remarques et prennent les choses facilement pour elles. Alors, il y aura forcément des moments où on fera des gaffes, comme toute situation, il arrive qu'on blesse quelqu'un par nos mots sans que cela ne soit intentionnel. Dans ce cas, il ne faut pas se sentir coupable, mais rester dans la communication et savoir ce qui a été blessant pour la personne concernée. Par exemple un simple : « Tu parais en meilleure santé », alors que ceci n'a rien de péjoratif en soi, dans la tête d'une personne antérieurement en sous-poids, veut dire qu'elle a grossi. Alors, le mieux, je dirais que c'est de ne faire aucune remarque physique. Aussi peu naturel que cela puisse paraître, vis-à-vis de l'envie de vouloir exprimer votre joie face à la progression de la guérison, le seul regard critique de nos deux yeux est déjà un poids trop lourd à supporter pendant cette phase inconfortable. Que ce soit le bonheur de la prise de poids ou la tristesse qui se lit dans votre regard de voir votre proche ne pas réussir à finir ce fameux repas ou l'entendre derrière les toilettes à se faire vomir de multiples fois, ce sont des émotions qu'on ne veut pas voir. On n'est pas égoïste, ou peut-être bien... On sait qu'on vous fait du mal et c'est une culpabilité qu'on porte chaque jour, mais on vous assure qu'on se bat avec nos tripes pour s'en sortir, même si de l'extérieur, rien ne semble bouger, la bataille est beaucoup plus interne.

« Vous êtes les personnes que j'aime le plus au monde et je voudrais mettre fin à vos inquiétudes, mais pour cela, j'ai besoin de ne plus voir ce chagrin. C'est paradoxal, mais pourtant vrai. Je veux vous voir sourire et rire au quotidien face à mes efforts contre cette maladie qui me pourrit l'existence. »

Se sortir des TCA est avant tout un choix qui doit être pris personnellement. Avoir ce « déclic », cette prise de conscience face à la gravité de notre état et des conséquences de nos actions. Il faut être prêt à affronter ce monde de peur qui se trouve derrière la porte du chemin de la guérison. Alors, oui, l'accompagnement médical aide, mais elle ne guérira pas tant que la décision de guérir ne viendra pas de la personne même.

Ce qu'on a besoin de ressentir de la part de nos proches, c'est de savoir que vous êtes là, qu'on peut se confier à vous pour juste nous soutenir, sans jugement, nous aider à nous accompagner dans chaque pas que l'on fera, sans nous brusquer ni nous forcer quand nous ne sommes pas encore prêts, juste être patients, car la guérison est un long chemin. On a besoin d'un confident, d'un ami qui nous aide, petit à petit, à revenir à la vie. Les TCA ne riment pas avec poids. Une personne peut avoir un TCA et être dans la norme au niveau de son poids, et elle peut reprendre du poids après une phase de dénutrition sans que le mental ne soit encore totalement guéri. Le corps et la tête vont à des rythmes différents, et il faut savoir qu'un poids rétabli ne certifie pas la guérison complète de la maladie. Ceci est aussi difficile à accepter pour la personne malade, ne sachant pas si elle doit suivre le rythme de son corps paraissant enfin sain ou de son mental pourtant encore envahi, se retrouvant parfois à freiner l'un quand l'autre est à un excès de vitesse. Parfois, c'est vrai, ce n'est pas juste une question de physique. Les TCA sont souvent une source de réconfort dans laquelle on peut se réfugier lorsqu'on sent que notre monde nous échappe des mains, quelque chose qui nous donne un pouvoir de contrôle sur notre existence.

Pour schématiser la peur qu'on ressent, je dirais que chaque petit pas que l'on fait vers la guérison nous donne cette sensation d'avoir une bombe dans la poitrine prête à exploser et à détruire le petit abri au-dessus de notre monde qu'on avait construit pour nous protéger. Alors, chaque pas nous met plus à nu en nous confrontant à la personne que nous sommes réellement, celle dont nous avons oublié à quoi elle ressemblait.

Finalement, les TCA sont comme un marathon qu'on ne peut parfois courir seul, avec des pentes descendantes et des montées, nous sommes constamment poussés par le vent vers des directions opposées et on chute alors plusieurs fois. Cela ne veut pas dire que vous avez échoué en quoi que ce soit. Les chutes sont simplement une étape du processus de guérison et il faut les vivre à fond et comprendre pourquoi elles sont arrivées. Et dans ces moments, on a besoin que vous nous aidiez à nous relever pour continuer de courir cette course avec nous, le marathon le plus long de notre vie. Ce marathon où chaque muscle de notre corps nous dit d'arrêter, mais on sait qu'on n'a pas fini, qu'une victoire nous attend au bout, une victoire personnelle et une victoire avec vous. Alors, gardez espoir, car chaque kilomètre parcouru ne nous mène que plus près de la ligne d'arrivée.

« Réjouissez-vous de mes victoires lorsque je réussis à manger un aliment plaisir. Rassurez-moi lorsque la culpabilité m'envahit. Écoutez-moi quand j'ai besoin de parler, même si mes propos sont incohérents. Faites-moi rire quand je pleure. Donnez-moi envie de vivre. Aidez-moi à me définir autrement que par une maladie. Surtout, ne vous focalisez pas sur mes échecs, car ils ne sont que de passage. »

18 – ANOREXIE

Pour ma fille Ninon, un poème de Gaël Bonnaire.

Madame, dans ma vie, vous êtes, un jour, entrée sans frapper,
Vous vous êtes, ensuite, dans ma tête installée,
Vous imposant, dans mon corps et dans mes pensées,
Sans que je ne puisse, maintenant, vous en éloigner.

Je voudrais, Madame, vous haïr, mais je ne peux m'empêcher,
De vous écouter et de suivre vos idées,
Je voudrais vous bannir, mais je ne peux contrôler,
Ces sensations, qu'aujourd'hui, vous me procurez.

Madame, dans ma vie, vous êtes, un jour, entrée sans frapper,
Vous vous êtes, ensuite, confortablement installée,
Sans que je ne puisse, réellement, vous contrôler,
M'emmenant là où vous avez décidé.

Je voudrais, Madame, maintenant que vous me laissiez,
Vivre des moments et des instants de gaieté,
Ou simplement rêver, partager et aimer,
Avec celles et ceux qui sont et seront à mes côtés.

Madame, dans ma vie, vous êtes, un jour, entrée sans frapper,
Je vous demanderai, maintenant, de vous en aller,
Pour que je puisse me libérer et m'envoler,
Vers des horizons, où votre présence n'est plus tolérée.

De l'autre côté

Peu importe mes mots, ils n'atteignent jamais ton cœur.
Je contrôle chaque pas vers toi, car d'un mauvais, j'ai peur.
J'essaie en vain sans arriver à te faire ouvrir les yeux
Sur un monde pourtant tellement plus merveilleux.

Voici un thème beaucoup trop important à mes yeux, comprenant les troubles du comportement alimentaire : les maladies psychiatriques. Après avoir parlé de ce qui se vit du côté des malades, j'aimerais souligner ce qui se vit de l'autre côté, plus précisément du ressenti des proches. J'ai moi-même un proche atteint d'une maladie psychiatrique (hors TCA) et j'espère pouvoir décrire avec des mots ces sentiments pourtant indescriptibles, et je souhaite que la majorité puisse se retrouver à travers ces quelques lignes et encore une fois se sentir moins seule.

Peu importe le trouble, on se demande tous pourquoi. Pourquoi cette personne est-elle plus vulnérable qu'une autre pour tomber dans cette maladie ? Quels sont les mécanismes et les facteurs qui ont favorisé le développement de la maladie ? Est-ce que j'ai ma part de responsabilité dans cette souffrance ? Ces pourquoi, quand tout est tellement pris à cœur, une phrase pourtant tellement innocente, un acte non réfléchi de notre part, mais tellement banal qu'on ne pouvait mesurer les conséquences qu'il aurait. Alors on s'en veut, car on aurait dû savoir depuis le temps ce qui entraîne les crises chez elle et faire plus attention. On commence à craindre nos faits et gestes, nos moindres mots, on aimerait tellement savoir comment agir mieux auprès d'elle.

On ressent tous cette impuissance face à la souffrance d'un être aimé. Passer sa vie à le voir souffrir, à le voir vivre différemment des autres, ne pas le voir apprécier les moments pourtant si simples et qui paraissent être une montgolfière à grimper pour cet être aimé qu'on finit par se sentir coupable nous-mêmes d'avoir cette chance de vivre sainement et pleinement.

On passe alors des jours et des nuits à supplier la vie, la divinité, Dieu, peu importe comment vous l'appelez. On supplie, on prie, on espère se réveiller un beau matin et que les choses soient miraculeusement enfin différentes, non pour nous, mais pour lui.

On donnerait tout. On échangerait notre place pour qu'il puisse goûter de nouveau à la saveur de la normalité, ne serait-ce qu'un instant, et qu'il ne veuille plus jamais la quitter. Qu'il puisse vivre pleinement sans se prendre la tête pour des choses qui n'ont aucun sens, qui ne sont que des futilités. Pouvoir lui enlever ses peurs, son inconfort, ses barrières et lui donner cette paix, cette liberté. Simplement le revoir ou le voir tel qu'il est réellement, sans cette maladie qui a pris une grosse part de lui.

Nous aussi, de l'autre côté, on souffre, mais on sait qu'on souffre beaucoup moins que cette personne, et on ne se sent pas légitime de s'en plaindre. Le comportement de cette personne nous fait du mal, parfois, mais on se tait, on se sent rejeté sans réelle explication ni logique, mais que peut-on réellement faire ? On aimerait lui montrer cet amour immense qu'on lui porte quand elle pense que nous sommes contre elle, mais il semblerait que la maladie ait placé un voile devant ses yeux qui la plonge dans le déni et lui fait oublier l'essentiel. On se sent frustré de voir les gens qui la jugent trop facilement, on aimerait leur crier à la figure que ce n'est pas sa faute si elle agit ainsi, qu'elle est simplement dans une autre normalité qui est la sienne, un autre univers qu'on ne comprend pas. Elle vit juste sous l'emprise d'une fichue maladie ; pourtant, on ne dit rien, car on ne veut pas la faire se sentir encore moins normale.

Une incompréhension s'installe en nous, creuse un trou aussi profond que les profondeurs des océans et se remplit jusqu'à ce qu'on se noie dans nos propres larmes. Peu importe combien de fois nous essayons de la raisonner, de la faire redescendre sur terre, elle est sous le contrôle de quelque chose de bien trop fort, un cerveau si complexe qu'on ne sait plus de quelle manière le manipuler. On sombre dans le désespoir, car on sait que la science progresse, la médecine avance, mais tellement de maladies encore pour lesquelles on nous dit qu'il n'y a pas de réels traitements, dont la sienne. On nous dit qu'elle ne sera jamais réellement guérie, qu'elle pourra rechuter, qu'à des moments ça ira et à d'autres ce sera pire. Des maladies pour lesquelles on reste avec trop peu de réponses sans qu'on ne comprenne le pourquoi de leur développement, mais une souffrance qui est pourtant bien réelle des deux côtés et la nôtre ne s'éteindra pas tant que la sienne perdurera.

On se sent impuissant, coupable, infidèle, frustré, indigne, désespéré, vulnérable, on a peur, on ne comprend pas. On vit alors avec le cœur lourd de la légèreté d'une plume face au poids de la douleur qui règne dans son cœur à elle.

19 – « Cela demande beaucoup plus de courage d'être alimenté par une sonde que de se laisser aller »
Manon Rébillon

Si je vous demande s'il est acceptable pour un parent de lire le journal intime de son enfant, vous me répondrez sûrement que non, que c'est sa vie privée, mais qu'en est-il quand tout mène à penser que son enfant nous cache quelque chose d'extrêmement important ? Je voudrais alors vous partager mon expérience.

Sortie du lycée, le bac en poche, j'ai décidé de partir en PACES (première année de médecine). Cela a grandement surpris mes parents, notamment ma mère, qui me fit la réflexion suivante : «Pourtant, depuis que tu es toute petite, tu nous dis que tu ne veux surtout pas faire comme ton père ! C'est vraiment ce que tu veux ? » Je lui ai dit que j'avais changé d'avis, mais en réalité, je pense que je suis allée en médecine par orgueil, car toute ma scolarité, j'ai été une excellente élève. Je ne supportais pas qu'on puisse penser que j'étais une fainéante et j'avais une sainte horreur de l'échec ; pourtant, je ne travaillais pas énormément. Mes profs de mathématiques voulaient absolument que je parte en prépa MPSI. J'ai postulé dans plusieurs établissements, j'ai été prise dans plusieurs d'entre eux, mais pas dans celui que je voulais. Devant ce rejet, ma réaction était totalement stupide et incompréhensible, pensant que s'ils ne voulaient pas de moi, alors je n'irais dans aucune prépa, mais en médecine pour être psychiatre !
De son côté, ma mère voyait bien que je n'étais pas normale. À quatorze ans, j'étais passée de la jeune fille souriante et amusante à une adolescente renfermée sur elle-même. Elle pensait que ce n'était que l'adolescence et elle était même surprise que je ne sois pas une ado plus difficile.

J'ai commencé à écrire un journal une fois au lycée. J'écrivais tout ce qu'il se passait dans ma tête et ce que je ressentais. À cette époque, je ne m'aimais pas, sans doute parce que mes camarades de classe m'avaient bien fait comprendre que j'étais une bonne à rien. Alors, je m'étais fait une raison d'être juste la bonne copine du premier rang, je n'étais pas la fille qu'on draguait ni celle qu'on invitait aux soirées. Bref, je vous passe les détails, mais petit à petit, j'ai commencé à m'effacer, à disparaître physiquement et mentalement. Mes parents, pendant mon année de terminale, ont décidé de m'emmener chez le médecin car ils suspectaient une maladie, mais profitant du désespoir de mes parents, ces soi-disant médecins ont pris leur argent et ont déclaré que tout allait bien. De mon côté, j'ai découvert quelques mois avant le bac ce qui ne tournait pas rond chez moi, c'est pourquoi j'ai pensé que partir en PACES et devenir psychiatre me permettrait de me soigner toute seule sans que mes parents n'en sachent jamais rien.

À la rentrée de l'année 2018, je vivais seule pour mes études. Je gérais tous les détails de ma vie et je n'avais qu'un objectif : réussir ! Une obsession tellement grande que je ne voulais pas rentrer le week-end pour ne pas perdre de temps pour réviser.

Un peu plus d'un mois après, je vis enfin mes parents de nouveau. Cette fois-ci, ils se rendirent compte que j'étais en danger. Devant eux, leur fille avait été remplacée par un zombie, toute pâle, presque morte. Ma mère n'en pouvait plus de me voir comme cela ; elle a décidé de fouiller ma chambre de fond en comble et trouva mon journal intime, et à ce moment, elle fut anéantie. Voilà les propos que j'écrivais au sujet de moi-même : « Je me hais ! », « Je suis grosse », « Aujourd'hui, je suis trop contente, j'ai perdu un kilo ! », « Je me dégoûte, je n'ai pas réussi à tout vomir ce soir ! », « J'ai mangé X calories, j'essayerai de diminuer demain », « J'AI ENVIE DE CREVER PUTAIN ! Ce n'est pas une vie ! », « On voit enfin mes côtes ! », « Cher journal… j'ai fait des recherches, je crois que je souffre d'anorexie ».

Directement après avoir lu ces lignes, mes parents prirent la voiture pour venir me parler en face-à-face. C'est seulement en voyant mes parents en larmes devant moi que j'ai compris que j'étais vraiment malade. Après cela, j'ai tout de même continué à maigrir. J'ai arrêté la PACES pour me concentrer sur mes soins, mais je n'ai accepté de me soigner que bien plus tard. Je ne remercierai jamais assez ma mère d'avoir lu mon journal ce jour-là ; grâce à elle, j'ai réalisé la gravité de la situation et j'avais enfin ma famille derrière moi pour m'aider. C'est son acte, à première vue inacceptable, qui m'a sûrement sauvé la vie.

Pourtant, au boulot, je me rendais bien compte que c'était compliqué de tenir la cadence. J'étais toute tremblante à la vue d'une tranche de pain et mes repas de la journée consistaient en seulement deux à trois pommes par jour. Je me demande aujourd'hui comment j'ai fait pour survivre à ce rythme.

La première fois que l'on m'a proposé de me mettre une sonde, j'étais majeure, j'avais donc tous les droits de la refuser et ai dit non sans hésiter. Je m'étais en effet promis de m'en sortir seule. À un moment, j'entendis comme une petite voix qui me disait : « Tu vas mourir, tu t'es promis de t'en sortir toute seule, mais tu n'y arrives pas, tu as besoin d'aide ! » J'en suis donc venue à accepter que je n'y arrivais plus par moi-même et j'ai donc appelé l'hôpital pour leur dire que finalement, j'acceptais la pose de la sonde. Le tout s'était organisé très vite ; dès le lendemain, on me posa la sonde. Je me rappelle que ce jour-là, j'étais comme dans un état second, comme un fantôme, j'étais là sans être là.

Au début, pour que je puisse m'habituer à la sonde, celle-ci restait vide, puis est enfin venu le jour où on allait me la remplir. Ce jour s'était plutôt bien passé puisque ma mère était à mes côtés pour me rassurer. Ce qui fut dur a été le moment de la première pesée. Je voyais deux kilos en plus s'afficher sur la balance et j'ai perdu pied. Je me suis mise à fondre en larmes devant ce chiffre inattendu qui me semblait être une augmentation beaucoup trop rapide. Même si avec deux kilos en plus, je ne me voyais pas grosse, je paniquais à l'idée de voir les chiffres défiler toujours aussi vite et ne jamais s'arrêter.

À certains moments, il m'arrivait de tricher un peu. En effet, avec le temps, j'en avais vraiment marre de la sonde et voulais simplement recommencer à manger par moi-même. Alors, lorsque je me sentis enfin prête à franchir ce cap, je débranchai la sonde et je pris un yaourt à la place.

Aujourd'hui, avec le recul, je me rends compte que lorsque tu es dénutri, tu ne réfléchis pas correctement, et grâce à la sonde qui te nourrit, malgré toi, le cerveau reprend petit à petit un raisonnement logique et tu finis par accepter le fait que celle-ci soit une étape nécessaire à ta guérison. Bien qu'au début, je pensais qu'accepter la sonde était une preuve de faiblesse, car cela voulait dire que j'avais échoué à m'en sortir toute seule, j'ai compris que j'avais tort. Alors oui, entre le moment où l'on accepte qu'on est malade et le moment où l'on accepte de s'en sortir, il y a une marge, mais comme le disait mon entourage, et j'ai fini par le croire : « La vérité, c'est que cela demande beaucoup plus de courage d'être alimenté par une sonde que de se laisser aller. »

« Les troubles du comportement alimentaire ne sont pas une fatalité. Cependant, guérir ne se fait pas en un jour et encore moins tout seul. Selon moi, il n'y a pas de "déclic magique", il y a seulement un jour où l'envie de s'en sortir vous prend aux tripes. La question que vous devez vous poser tous les jours, c'est : est-ce que je veux vraiment que tout ça s'arrête ?

Le chemin vers le rétablissement est propre à chacun. Guérir est un chemin long et difficile, avec des hauts et des bas, des larmes, des douleurs… mais bordel, ça vaut le coup ! Vivre tout simplement, comme les autres et avec les autres. Vous pouvez tirer une leçon de vie énorme de cette période de votre vie, et en guérissant, vous pourrez être fier de la personne forte et courageuse que vous êtes !

L'être humain est une créature complexe, il est bien plus qu'un corps : il est une âme dotée de multiples qualités, de multiples talents, de multiples émotions, de multiples surprises.

Pour finir, je dirai que la vie, c'est comme une boîte de chocolats, il faut la bouffer avant qu'elle ne nous passe sous le nez ! »

Manon Rébillon

Se sentir gros

Un texte de Manon Rébillon.

C'est une chose bien étrange et pourtant bien réelle pour une anorexique de se sentir grosse. Comme si « être gros » était une sensation ou une émotion et non un état. À la suite de la dénutrition, l'estomac rétrécit considérablement dans beaucoup de cas. Il suffit parfois d'un verre d'eau pour sentir son estomac plein et avoir l'impression d'avoir trop mangé, alors que ce n'est pas le cas.

Certains matins, on peut se réveiller avec une sensibilité accrue de nos tissus. On a la sensation d'avoir pris du gras à tel ou tel endroit. On se sent mal dans sa peau, mal physiquement. Il y a comme une profonde sensation d'inconfort. Comme si on avait doublé de volume en une nuit. Il n'en est pourtant rien. Mais le fait de ressentir, durant ces jours-là, chaque parcelle de peau, chaque millimètre de tissu adipeux, nous fait nous sentir gros. Cette sensation entraîne souvent un blocage.

Comment continuer de manger quand on a la sensation d'avoir déjà atteint la limite ? Quand cette sensation d'inconfort est présente, il est quasiment impossible de s'alimenter correctement. S'ajoute à cela une sensation de faim totalement inexistante qui n'arrange rien au problème. Pourtant, ça n'a rien de légitime de se sentir gros. Mais quand on y réfléchit, on peut se demander si ce n'est pas là un reflet de nos émotions. On peut se sentir bien en chair ou potelé à cause de la culpabilité, de la frustration, de la tristesse ou tout simplement de la peur. Peur que ça ne s'arrête jamais. Peur de perdre le contrôle. On peut également ressentir cet inconfort quand, par mégarde, un de nos doigts effleure une parcelle de bout de peau qu'on considère comme du gras, cette partie qu'on n'avait jamais remarquée jusqu'alors. Pourtant, en une nuit, il ne s'est absolument rien passé. Notre corps ne peut pas évoluer en si peu de temps. Il ne peut pas grossir en une journée ou après un bon repas. Mais notre culpabilité nous fait croire le contraire et alors s'ensuit cette sensation « d'être gros ».

Cette sensation envoie un message caché derrière toutes ces fausses pensées. On pense être gros en sachant pertinemment que nous ne le sommes pas. On la voit, notre colonne vertébrale, on sent l'os du coccyx quand on s'assoit ; pourtant, le mal-être est encore là. Est-ce que la maladie n'essaie pas de reprendre le dessus en créant cette sensation factice ? Elle sent que vous la quittez et tente peut-être de vous retenir avec ses démons sensoriels ? Cette sensibilité accrue à la perception de son corps, qui peut surgir par moments, nous freine et nous effraie. Il faut se convaincre de sa fausseté pour continuer d'avancer. Il faut se conditionner dans le rationnel. Il faut à notre corps sept mille calories pour prendre un kilo de gras, et ce uniquement si l'organisme décide de tout stocker, ce qui est impossible en un repas, il faut briser ces illusions.

C'est pour cela que, lorsqu'on décide de s'en sortir, il est plus qu'important de s'entourer de personnes en qui on a confiance. Ces personnes qui peuvent nous rassurer vis-à-vis de ces délires, car eux seuls nous voient de façon totalement objective et ne peuvent pas être influencés par ces sensations factices qui viennent tout droit de la maladie.

20 – « Branchée à un scope
pour surveiller mon cœur »
Lissya

Lorsque j'avais six ans, j'ai été victime de viol par mon père, un sujet dont je n'ai jamais parlé à personne jusqu'en 2020. Lorsque je me suis ouverte sur le sujet, l'anorexie a été un contrecoup du choc que cela a provoqué en moi. Dès que je mangeais, je vomissais.

Les médecins ont mis du temps à trouver ce que j'avais, j'ai donc été hospitalisée, car mon état se dégradait de plus en plus. J'ai fini par perdre vingt-cinq kilos au total, puis j'ai été sondée, mon cœur supportait très mal mon état, je faisais des crises de boulimie, je ne supportais plus rien et les malaises s'enchaînaient. On a fini par faire le diagnostic d'anorexie mentale et de boulimie.

J'ai appris par la suite à me nourrir de nouveau sans me faire vomir, cela a été très difficile parce que je comptais quand même toutes les calories que je consommais, une vraie machine. Depuis, je suis régulièrement hospitalisée, car je ne veux pas grossir.

Aujourd'hui, je suis branchée à un scoop pour surveiller mon cœur, et mon état se dégrade et mentalement, je suis à bout.

21 – « Pour lui, j'ai essayé de vaincre cette maladie qui s'était ancrée en moi »
Anais

Mon état s'est dégradé au fil des années ; adolescente, j'étais ronde et les élèves à l'école se moquaient de moi. À mes seize ans, j'ai fait une tentative de suicide, j'ai perdu du poids, je ne mangeais plus, j'étais mal dans ma peau, je n'avais même pas faim et rien que le fait de voir de la nourriture me faisait fuir.

À l'âge de dix-huit ans, j'ai rencontré le père de mon fils. J'étais jeune, fragile, et j'ai subi des violences de sa part que j'acceptais, car je pensais les mériter. Je ne mangeais plus, ou le peu que je mangeais, je le vomissais, c'était un suicide à petit feu. Il y a bientôt quatre ans et demi, je suis tombée enceinte, j'ai eu mon fils, et pour lui, j'ai essayé de vaincre cette maladie qui s'était ancrée en moi. À sa naissance, avec son père, c'était de pire en pire, j'ai vécu de la violence psychologique et physique, il me projetait contre des murs, ce qui ne m'aidait pas à m'en sortir malgré tout l'amour pour mon enfant, je n'avais qu'une envie : c'était d'en finir. Puis, quand mon fils a commencé à recevoir aussi des violences, j'ai décidé, il y a quelques mois, de partir pour protéger mon enfant.

Aujourd'hui, la maladie est encore présente, je reste en sous-poids, mais j'essaie de reprendre des kilos, de me réalimenter normalement, même si ce n'est pas simple. J'essaie de vaincre cette foutue maladie qui s'est installée malgré moi, et j'espère un jour y arriver, pour mon enfant et pour moi.

Je n'ai jamais eu de prise en charge médicale et je ne pense pas encore être prête à franchir le cap. Aujourd'hui, j'ai trente ans et ma relation avec la nourriture n'est pas encore simple, mais j'y crois, je garde espoir et j'espère arriver un jour à ne plus avoir cette maladie ; ça prend du temps, mais il faut garder espoir.

L'accompagnement

On guérit par soi-même, mais pas forcément tout seul. Peu importe le suivi que tu auras, peu importe le nombre de médecins, de psychologues, de diététiciens, d'amis et de famille autour de toi, la décision de guérir sera la tienne. Parce qu'on pourra toujours te forcer à suivre une route, mais tu finiras par rechuter si la décision ne vient pas entièrement de toi. Je ne dirais pas qu'un suivi professionnel est indispensable, puisque j'ai moi-même fait toute la route toute seule ; cependant, ce que je retiens de cette expérience, c'est que cela aurait pu m'être utile. Tu marches depuis longtemps sur un terrain peu stable et revenir sur une terre plate s'accompagne de beaucoup d'obstacles auxquels tu dois être préparé, alerté, conseillé et guidé. Ainsi, avoir du monde autour de toi va t'aider à attirer ton attention vers ce que tu n'arrives pas à voir, apporter un regard nouveau qui n'est aucunement influencé par la maladie, juste avoir quelqu'un pour te soutenir dans tes actions, te pousser à aller toujours plus loin. Je dirais que cela peut t'aider pour gagner du temps dans ta guérison, pour voir ce qui ne va pas plus vite pour travailler dessus et te guider vers la prochaine étape.

Alors, un accompagnement, c'est quelqu'un qui t'accompagne, que ce soit du corps médical ou bien quelqu'un proche de toi en qui tu as pleinement confiance. Cette personne qui sera ton guide et ton soutien pour le parcours que tu t'apprêtes à entamer. Il guidera tes pas, mais la décision de continuer à poser un pied devant l'autre chaque jour sera toujours la tienne.

Il est aussi utile d'avoir quelqu'un pour te rappeler que ce que tu vis, l'inconfort physique, les doutes, les rechutes, les hauts et les bas, est tout à fait normal. Ce sont des conséquences de ce que tu as vécu et tout cela vient dans le chemin de la guérison. Sans oublier qu'il y a sûrement des choses sur lesquelles tu devras encore travailler pour pleinement guérir, que ce soit des causes ou conséquences de la maladie qui ne sont pas encore résolues et que tu ne peux y faire face seulement par toi-même. Il faut également rappeler que les TCA sont des maladies mortelles et que la réalimentation doit se faire prudemment, d'où la nécessité d'un suivi. Alors, proche ou un peu plus loin, il y aura toujours quelqu'un quelque part pour t'accompagner.

22 – « Cela m'a rendue beaucoup plus résistante et positive »
Catherine I.

Mes troubles du comportement alimentaire ont commencé en 2010, même si je pense qu'il y avait des signes avant-coureurs bien plus tôt. À l'époque, j'étais déjà dans une période où je me sentais mal dans ma peau, puis c'est aussi là que j'ai eu mon premier petit copain. Au bout de deux mois de relation, mon copain m'a quittée, et suite à cette rupture amoureuse, j'ai commencé à perdre l'appétit très vite. Je me suis dit que s'il ne voulait plus de moi, c'est parce que j'étais trop grosse, alors j'ai entamé un régime et c'est là que j'ai perdu pied.

J'ai souffert d'anorexie restrictive jusqu'en 2014. J'ai vite perdu du poids et continué à me priver. Au fil du temps, j'ai complètement perdu la notion de ce qui était normal ou non. Puis j'ai connu mes premières crises de compulsion alimentaire et d'hyperphagie et j'ai vu mon poids doubler en l'espace de six mois. Cette période d'hyperphagie a duré environ un an avant que viennent se rajouter des vomissements aux crises.

Je dirais que j'ai été dans le déni pendant au moins un an et demi avant de me dire qu'il y avait peut-être un souci. Ce sont en fait mes amies qui ont commencé à s'inquiéter et m'ont poussée à aller voir une infirmière, puis ma mère aussi par la suite. J'étais vraiment dans la peur de grossir et de devenir quelqu'un d'autre. Pour mon entourage, cette épreuve a été difficile. Ils n'ont pas forcément toujours eu les bonnes paroles ou réactions, mais maintenant, avec le recul, je comprends à quel point les troubles du comportement alimentaire sont difficiles à comprendre pour les personnes qui n'en souffrent pas, et maintenant, ils sont moins exigeants à mon égard. J'ai alors accepté de voir un psychiatre, puis un pédiatre qui a posé le diagnostic, celui de l'anorexie. J'avais aucune notion de l'anorexie ni des TCA en général, j'ai donc accepté l'aide qu'on m'offrait. J'ai été hospitalisée neuf fois en service de nutrition à la Croix-Rouge, et quatre fois en psychiatrie.

Chaque hospitalisation était vraiment différente. La première fois, n'ayant jamais été en contact avec d'autres personnes ayant des TCA, le fait de voir des filles bien plus maigres que moi dans le service me renforçait dans l'idée que je n'avais pas besoin d'aide. J'ai réussi malgré tout à me stabiliser et à entrer à la faculté pour continuer mes études. Malgré tout, chaque année, j'étais quand même hospitalisée avec une sonde. La période d'hospitalisation qui a été particulièrement compliquée pour moi, c'était lorsque j'y suis retournée en étant cette fois-ci en plein dans la boulimie et avec énormément de poids en plus. En effet, je ne me sentais pas comprise et encore plus humiliée que lorsque j'étais anorexique. Par le terme « humiliée », j'entends que j'ai eu comme le sentiment d'être plus aidée et soutenue dans ma guérison de l'anorexie que pendant la boulimie, comme si c'était encore plus mal vu ou que la souffrance de la boulimie n'existait pas. Je pense cependant que les hospitalisations m'ont énormément aidée. Elles m'ont en effet permis de faire une pause à des périodes où j'étais vraiment perdue et où je me sentais prête à exploser. Simplement le fait d'avoir un cadre, des horaires, cela m'a vraiment aidée à remettre de l'ordre dans ma vie et de m'y retrouver un peu plus.

Que dire de la vie avec une sonde, à part qu'elle n'a pas été facile ? J'ai effectivement eu beaucoup de mal à l'accepter au départ, et il est vrai que pendant mes premières hospitalisations, je trichais, et à la maison, je n'arrivais pas à passer toutes mes poches. Pendant mon anorexie, avoir cette sensation d'être nourri de force sans avoir la maîtrise sur les évènements, c'était quelque chose de très dur. Cependant, pour la boulimie, c'était différent. J'étais beaucoup moins résistante à l'idée d'être sondée, car je voyais ça comme un poids en moins à porter, le soulagement de ne plus avoir à réfléchir à ce que je devais manger ou non. Pour ce qui est du regard des autres, j'avais honte au départ d'avoir la sonde, mais à force, j'ai fini par m'y habituer et complètement l'oublier.

Pendant cinq ans, j'ai été très hyperactive. Je lisais debout, je marchais sans arrêt. Aujourd'hui, j'ai beaucoup avancé par rapport à tout cela. J'ai effectivement réussi à reprendre du poids, à être moins hyperactive, je fais aussi beaucoup moins de crises qu'auparavant sans pour autant avoir totalement pu les arrêter, et je continue malgré tout de me peser tous les matins. Il me reste encore quelques obsessions liées à mon poids, mais j'ai moins peur des calories et j'arrive à vivre à peu près normalement. Ce qui m'aide à gérer les envies, c'est de rester occupée. Je suis toujours en train de faire plusieurs choses pour éviter de cogiter (couture, broderie, lecture, sport…).

Pour finir, si je devais noter un point positif que je retiens de tout ce que j'ai traversé, c'est que cela m'a rendue beaucoup plus résistante et plus positive.

« Je dirais à tous ceux qui passent par ces TCA de ne pas attendre avant de demander de l'aide et surtout, de ne ressentir aucune honte à se faire aider. »

Catherine I.

La peur de devenir quelqu'un d'autre

As-tu peur du changement ? Si c'est le cas, alors ce n'est pas grave. Dans la vie, on est confronté à plusieurs identités de soi. On grandit, on vit des évènements qui nous changent de l'extérieur et de l'intérieur, ils nous modèlent. Pour moi, le changement, c'est la vie en elle-même, elle en déborde, et cela est synonyme d'une évolution, d'un nouveau chapitre à écrire, d'une nouvelle expérience à vivre.

Le changement physique est un de ces changements auxquels on fait face dans la vie et il n'y a rien de mauvais à cela, c'est tout à fait normal. C'est une preuve que tu es vivant, que tu expérimentes ce que la vie t'offre et que tu apprends, tu grandis, simplement, tu évolues. Je dirais qu'il y a un nous avant, un nous pendant la maladie et un nous après. Lorsque nous sommes prises dans ce cercle vicieux que sont les troubles du comportement alimentaire, bien souvent, on ne se reconnaît même plus nous-mêmes et l'entourage est souvent là pour nous faire remarquer à quel point nous avons effectivement « changé ». Notre cerveau se retrouve complètement manipulé, piégé par la maladie, nous créons de fausses croyances desquelles nous nous imprégnons aussi longtemps que cette maladie dure. Alors, après tout ce temps, il est naturel qu'on finisse par s'habituer et par nous identifier à la nouvelle personne que nous sommes devenus, tant physiquement que mentalement. On s'identifie à notre nouvelle façon de penser, nos nouvelles habitudes, notre apparence à laquelle nous nous attachons comme si c'était la seule chose qui nous définissait et sans laquelle nous avons l'impression de perdre tous nos repères.

Mais pourquoi finissons-nous par nous définir par cette personne que nous sommes devenus face à cette maladie ? Pourquoi ne pensons-nous pas à celle que nous étions avant la maladie ? A-t-elle disparu ? Voyons-nous que nous avons changé ou nous voilons-nous juste la face ? Savons-nous réellement à quel point nous avons évolué ?

Pendant ces mois, ces années dans la maladie, nous continuons en effet de grandir, de mûrir, d'avoir envie de plus dans la vie qu'un simple corps pour lequel on use toute notre énergie. Cependant, nous continuons de faire taire cette voix en nous demandant plus, car on sait que pour avoir ce plus que l'on désire tant, il faut avoir un moins. Ce moins, c'est dégager les nuages qui bloquent le chemin au soleil pour faire éclore les pétales de la fleur qui grandit silencieusement en nous.

Lorsque j'étais malade et que j'ai enfin décidé d'accepter de changer pour guérir, ma réaction face à la nouvelle moi était à des années-lumière de ce que j'aurais imaginé. J'ai aimé la fille que mon miroir reflétait, celle que je rejetais et forçais à devenir quelqu'un d'autre toute sa vie.

Alors, oui, quand nous décidons de faire ce pas vers l'inconnu, malgré cette peur qui remue en nous toutes nos entrailles, on se rend compte que nous avons effectivement changé, ou plus précisément, que nous avons évolué. Il s'avère que nous avons grandi pendant ce temps dans la maladie et que nous n'étions pas juste une figurine figée, même si c'est ce qu'on essayait de faire, de figer nos cellules pour qu'elles ne subissent plus de changements et qu'elles se taisent à jamais. Nous étions trop occupés à étouffer cette voix en nous pour faire vivre la voix de la maladie, écouter les nouvelles tendances que prône la société et se forcer, l'estomac noué, à être quelqu'un d'autre pour se faire accepter ou penser que c'était le chemin pour pouvoir s'accepter soi-même. Il se peut que nous ne nous rendions pas compte de cette évolution en nous tant qu'on ne voit pas le changement physique, car c'est quand on le voit que l'on réalise qu'au final, on ne le déteste peut-être pas autant que ce que nous aurions pensé. Puis on se laisse guider, petit à petit, vers le chemin de la guérison, notre esprit s'éclaircit et reprend la conscience qui s'était enfouie. On comprend alors que nous sommes beaux lorsque nous décidons de nous voir ainsi, lorsque nous décidons de nous voir à travers nos propres yeux et non ceux d'autrui.

Il n'y aura jamais de bon moment pour sortir de notre zone de confort et aller vers l'inconnu, il y aura seulement « le moment ». Il faut juste essayer de tourner cette peur en excitation pour ce que la vie a de nouveau à nous offrir, l'excitation d'apprendre à nous connaître sous une autre version, de voir la personne que nous avons refoulée depuis tant de temps et la laisser enfin s'exprimer.

Deux choses sont certaines. La première, c'est qu'on ne regrette jamais de quitter ce qui nous détruit. La deuxième, c'est que peu importe où j'en suis, la terre continue de tourner vingt-quatre heures sur vingt-quatre et sept jours sur sept, alors pourquoi devrais-je stagner dans ma vie ?

Nous sommes faits de plusieurs versions. Il n'y en a pas une qui nous définit à elle seule. Toutes ces versions viennent se compléter pour former l'être que nous sommes. Alors, ta version d'aujourd'hui est une version de toi dans tout le panel, comme dans un mois tu en seras une autre car tu auras évolué, mais tu n'es pas destiné à être défini uniquement par cette version d'aujourd'hui. Alors, devrais-tu réellement avoir peur de devenir quelqu'un d'autre si cette personne sera simplement toi, un toi qui existait déjà avant elle, et un toi qui continuera de changer en un autre toi, tout en continuant toujours de rester toi ?

Alors, avant de te laisser définir par une maladie, laisse-moi te dire que : tu n'es pas « maladie », tu n'es pas « trouble du comportement alimentaire », tu n'es pas « anorexie » tu n'es pas « boulimie », tu n'es pas « hyperphagie », tu n'es pas « orthorexie », tu n'es pas « PICA ». Tu es toi. Tu as cette lumière qui rayonne au fond de toi et qui attend simplement que tu fasses le pas pour lui ouvrir la porte et qu'enfin se reflète la véritable personne que tu es.

Alors, je voudrais que tu gardes ceci à l'esprit : « Un jour, tu raconteras ton histoire et comment tu as surmonté ce que tu traverses aujourd'hui, et cela fera partie de l'histoire de quelqu'un d'autre. » Alors, quelle est l'histoire que tu veux écrire ?

DEUXIÈME PARTIE

LA RÉMISSION

Comment parler des troubles du comportement alimentaire sans dédier toute une partie à la rémission ? Parce qu'on espère qu'à toute maladie il y ait une fin, et c'est un sujet très complexe qui va au-delà du simple fait de rétablir sa relation à la nourriture et je vais essayer ici d'en parler le plus en détail possible, avec les différentes phases de celui-ci et les conseils que je peux apporter. Qu'est-ce que la rémission ? On a tous sûrement déjà vécu une sorte de rémission, qu'elle soit physique, comme apprendre à remarcher après un accident, morale, comme se remettre de la perte d'une personne proche, ou bien mentale, comme se remettre après une dépression ou encore la rémission d'un trouble du comportement alimentaire. La rémission est simplement d'apprendre à se remettre sur pied après être handicapé physiquement, brisé mentalement ; c'est apprendre à redevenir fort après une phase de faiblesse, se réapproprier ce qui nous appartient après s'être fait dérober. Tout le monde est en rémission à un moment de sa vie, une rémission plus ou moins facile, plus ou moins longue, plus ou moins complète.

Cette route sera sûrement l'une des moins linéaires de ta vie. Elle marquera le début des retrouvailles avec le vrai toi, ta vie, ta liberté, ton intuitivité, tout ce que tu as laissé tomber au prix le plus bas. Et pour en arriver là, tu passeras sûrement par beaucoup de moments de larmes, de doutes, d'erreurs. Cette route va être plus ou moins longue selon ton vécu avec la maladie, le temps que tu y as passé, les attaches que tu as créées, tes motivations et les efforts que tu es prêt(e) à investir pour guérir. Je veux que tu te souviennes tout le long du processus qu'il n'existe pas de rémission parfaite, mais une rémission unique à chaque individu. Chaque histoire est différente, alors tu n'as aucune raison de te comparer aux autres, de t'en vouloir si tu fais un pas de travers, de te sentir faible parfois, puisqu'au bout du compte, la seule personne pour qui tu feras ce chemin sera uniquement toi. Alors, prends ton temps et ta bienveillance avec toi, et commençons ce chemin ensemble.

1 – LA CLÉ POUR GUÉRIR

Je pense qu'il n'y a jamais une clé pour réussir quelque chose. Il y a autant de possibilités qu'il y a de personnes pour leur donner naissance, les tester, les approuver, puis par la suite les adapter à chacun, ce qui finit par étendre la multitude de possibilités nous étant offertes.

Alors, je ne te donnerai donc pas la clé pour s'en sortir, te faire une pub mensongère en te faisant croire qu'en suivant une simple étape, tu pourras guérir en une semaine et te débarrasser à jamais des débris des TCA en toi. Hélas, non, dans un monde où l'on aime que tout soit rapide et simple, il est difficile d'accepter que quelque chose ne le soit pas et qu'il faille y faire face entièrement. Cela nous fait peur, alors on se pose sur ce banc comme des millions d'autres personnes à attendre qu'on se réveille un matin et que la solution défile devant nos yeux.

Je te parlerai cependant de la fois où j'ai réalisé que cela allait être un long chemin, très étroit dans lequel j'allais me sentir inconfortable. Puis en même temps un chemin très large au point de perdre tous mes repères et me sentir complètement perdue. Au moment où j'écoutais en boucle ces témoignages de personnes ayant souffert de TCA auparavant, tous dessinaient une frise chronologique devant mes yeux, du point de départ à l'arrivée et des dizaines de mois intercalés entre ces deux points. Je ne pouvais m'attendre à ce qu'une force surnaturelle tombe sur moi et m'enlève toute pensée obsessionnelle me rongeant de l'intérieur ou encore qu'elle me ramène à cet amour-propre que j'ai laissé s'évaporer quand j'ai décidé de tout donner à une maladie. Je devais alors passer par des mois de recherche de mon identité perdue, de la restauration de ma santé fragilisée, puis simplement accepter de donner du temps au temps. Alors, je ne pouvais compter que sur moi-même, connaître mes réelles envies et surtout me laisser avoir envie, désirer plus et casser mes limites.

Si on y pense, quel était le point commun en dehors de la maladie qui reliait toutes ces personnes dont j'écoutais les témoignages ? C'était l'envie d'être justement en dehors de celle-ci. Les troubles du comportement alimentaire sont dominés par une grande ambivalence dans les désirs. Par cela, j'entends par exemple le fait de vouloir guérir de l'anorexie sans vouloir manger plus ou prendre de poids. Cependant, quand on mélange deux couleurs ensemble, une dominera l'autre dans la nouvelle teinte créée, c'est alors à nous de décider si, dans l'œuvre de notre vie, on décide de mettre plus de couleur du trouble alimentaire ou plus de couleur de la vie, et dominer enfin sur la maladie et dominer notre propre vie. Leur simple envie de s'en sortir s'est petit à petit transformée en leur plus grande arme pour guérir. Parce que cette envie, c'est la seule chose à laquelle tu pourras t'attacher quand viendra un moment difficile et que tu auras la tentation de faire machine arrière, simplifier la situation en retournant dans le confort de ce que tu connais. De même, quand tu auras du mal à accepter les changements de ton corps, le regard des autres, les mauvaises pensées qui te rongent de nouveau, ton envie de t'en sortir sera ton levier pour continuer à te guider vers le haut. Comme des lunettes devant tes yeux, c'est ainsi que tu dois visualiser cette envie, tous les jours. Mais tout d'abord, je te demande : cette envie est-elle assez grande ?

Je ne veux pas que tu penses que tu manques de volonté et que c'est pour cela que tu n'arrives pas à commencer ta guérison ou à la continuer. Je veux te dire que c'est normal que tu te sentes attaché ainsi et que couper le cordon soit si difficile. C'est normal aussi que tu connaisses des chutes et que tu fasses des bonds en arrière. Mais si tu gardes cette envie en toi et que tu décides de la nourrir chaque jour de la bonne source, tu arriveras à la faire grandir de sorte qu'aucune difficulté ne puisse t'éloigner de ton objectif final. Souviens-toi que chaque pas que tu fais est dur à l'instant, mais il facilite celui de demain. Chaque jour, travaille pour demain. Un pas après l'autre, tu dois accepter de suivre ce chemin, à ton rythme.

Alors, s'il n'y avait qu'une chose que j'aimerais que tu retiennes, ce serait cela : **ton envie de t'en sortir sera ta plus grande arme.**

2 – BIENVEILLANCE

Il m'est aussi arrivé quelquefois de me demander si tous les efforts quotidiens en valaient la peine. Une question dont nous connaissons pourtant pertinemment la réponse. Parce qu'on sait que peu importe la carapace qu'on s'est créée et l'image qu'on essaie de renvoyer, ce n'est pas ce mode de vie qui nous rend heureux et on n'a jamais vraiment été heureux ainsi.

On s'est seulement efforcé de se faire croire à soi-même que nous l'étions pour ne pas gâcher des efforts en vains. Et pourtant, cette question, on continue de se la poser. On continue parce que, comme toute chose dans la vie, il arrive un moment où l'on stagne, un moment où l'on a juste envie de prendre le contrôle et de mettre « stop » un instant, de faire un retour en arrière là où tout était plus simple ou dans le futur où tout sera différent, simplement s'échapper un moment de notre réalité du présent. On se sent presque coupable de pratiquement vouloir rester où nous en sommes, à moitié dans le chemin vers notre liberté. Mais on continue de faire des faux pas, on échoue et on a l'impression qu'on échouera toujours, qu'une partie de nous sera toujours un peu malade.

Tu auras quelques moments comme ça, et pourtant, tu t'es fait la promesse de t'en sortir, d'enfin arriver à être une meilleure version de toi, de retrouver la version saine et vivante de toi. Parce que tu sais que tu es déjà dans le mal, alors le risque à prendre en décidant de guérir n'est que le risque d'être plus heureux. Aussi long que le chemin puisse être, il ne te mènera jamais aussi bas qu'où tu te trouves maintenant.

Alors tu peux faire une pause un instant, t'évader, lâcher la pression d'être parfait(e) tout le long et t'autoriser des erreurs et des chutes, mais à condition que tout cela te permette d'atteindre ton objectif final.

Il y aura toujours des moments de vallée de larmes, d'essoufflements interminables où reprendre ta respiration est difficile, des jours où tu passeras à dormir pour ne pas penser, des jours où tu remettras en question tout ce que tu vaux, tout ce que tu es, mais ces jours ne sont et ne seront toujours que passagers. Ils sont à prendre, à accepter, à vivre, puis à laisser s'envoler, s'évaporer dans le brouillard du passé pour renaître, se retrouver et s'aimer de nouveau.

Après tout, il n'y aura personne de plus important pour qui tu feras ce chemin. Il n'y aura simplement que toi, cette personne que tu devras rendre fière, libre et heureuse. Alors, prends cette occasion pour enfin découvrir la personne merveilleuse que tu es, prends le temps de devenir ton ami(e), ton meilleur allié(e). Tu es la seule personne avec qui tu cohabiteras toute ta vie, un même corps, un même esprit, alors il est temps de rétablir la meilleure des harmonies, marchant main dans la main avec toi-même.

N'aie pas peur de te pardonner quand tu fais un pas de travers, quand tu n'es pas resté sur la route parfaite et linéaire que tu imaginais, et tu as tous les droits d'être gentil envers toi. N'aie pas honte de te féliciter quand tu réalises tes objectifs, même les plus basiques. Et même quand aucune graine ne semble germer, félicite-toi d'être encore en train d'essayer, remercie-toi de ne pas lâcher. Chaque jour, fait un pas vers toi-même.

Sois indulgent, bienveillant, pardonne-toi et récompense-toi.

3 – L'INTUITIVITÉ : D'INNÉE À ACQUISE

L'entrée dans cette longue route qu'est la guérison des TCA va nous demander de recommencer un bon nombre de choses, un bon nombre de fois. Lorsque l'on est malade, on se détruit petit à petit, notre corps s'oublie, comme nous nous sommes oubliés nous-mêmes. En effet, avec le peu d'énergie qui lui est fourni, il va privilégier son utilisation pour les fonctions les plus importantes à la survie, comme le cerveau, le cœur, et le reste va passer aux « oubliettes ».

Alors, lorsqu'on recommence à nous nourrir normalement, ces fonctions, mises de côté, peuvent enfin revenir à la charge, mais cela va demander du temps, plus ou moins long, avant d'être fonctionnelles comme avant. Bien évidemment, notre système digestif a été tellement impacté que je mentirais si je disais que manger était une partie de réconfort. L'expérience des douleurs, la sensibilité de ton tube digestif aux aliments, aller aux toilettes plus de dix fois par jour ou au contraire pas une fois. Une digestion qui demande tellement d'énergie qu'on se sent encore plus fatigué que je ne sais même plus le nombre de fois où je suis littéralement tombée de sommeil sur la table après avoir mangé.

Avec la maladie et le retour à la réalité, on se rend compte que beaucoup de ces choses « normales » ne le sont plus pour nous. Ce qui m'a le plus impactée, c'est qu'on se sent vite déstabilisé lorsqu'on réalise qu'il nous manque cette chose, cette petite chose tellement banale mais tellement précieuse qu'on ne se rend compte de sa valeur qu'une fois perdue. Cette chose étant notre intuitivité. Cette intuitivité vis-à-vis de notre faim et de notre satiété est sûrement le travail le plus long et complexe qu'on aura à faire sur soi pour la récupérer. Comprendre lorsque j'ai faim, et quel genre de faim je ressens. Qu'est-ce que j'ai envie de manger et quelle quantité dois-je manger pour que ce soit suffisant à mon corps et à ma satisfaction ? Quand est-ce que je dois arrêter de manger ? Suis-je rassasié ou faut-il que je vide toute l'assiette ? Faut-il que je me serve jusqu'à sentir mon estomac se distendre au point d'inconfort ? Est-ce que je dois faire comme les autres et être un robot qui suit telle ou telle manière de faire pour être sûre de manger assez, pour être sûre de bouger assez ?

J'ai souvent comparé cette rémission à une nouvelle naissance dans tous les sens du terme. Une naissance intérieure tant mentale que physique. Comme un nourrisson, apprendre les choses les plus basiques. Faire fausse route et recommencer. Apprendre ce qui convient, ce qu'on ressent à l'instant, comment notre corps a changé et ce qu'il préfère dorénavant. Ce qui est positif, je dirais, c'est que cela va nous aider pour nous concentrer sur nous-mêmes après nous être tant délaissés. Apprendre à enfin écouter les sensations les plus intimes en nous, se poser avec son repas pour se détendre, pour apprécier les bouchées et les sensations qu'il nous procure. Simplement, petit à petit, arriver à reconstruire chaque jour une partie de soi et être l'acteur de sa propre renaissance.

Il est clair que lorsqu'on est malade, il est difficile de parvenir à écouter nos sensations, car notre cerveau n'est pas dans son état normal, il ne fonctionne pas au meilleur de ses capacités, car il n'a pas le bon carburant pour le faire. C'est un processus qui peut prendre quelques semaines à moins de pouvoir vraiment se reconnecter à soi et s'écouter.

Alors, prends juste le temps, fais confiance à ton corps, il saura se réguler pour te guider, ton devoir à toi sera d'apprendre à le déchiffrer et l'écouter, comparer de jour en jour, de repas en repas, comment évoluent tes sensations, tes envies, ce que ton corps te dit. Alors, au début, tu peux largement dépasser ta faim et ne t'en rendre compte qu'une fois l'assiette finie, mais c'est normal, et petit à petit, tu sortiras de table satisfait(e), sans avoir trop peu ou beaucoup trop mangé. Et même après avoir récupéré tes sensations, s'il t'arrive de dépasser ta faim, de manger quand tu n'as pas faim, tu n'as aucune culpabilité à ressentir, parce que ça peut arriver à tout le monde, chaque jour n'est pas égal, et tout est ok tant que c'est fait dans la bienveillance.

4 – MOI SANS TOI

« Parfois, il faut laisser mourir la personne que nous avons été, que nous sommes, pour laisser naître la personne que l'on veut vraiment être. »

Voici venir le jour où tu te rends compte que tu dois avancer et laisser derrière toi ces derniers mois, ces dernières années. Pendant tout ce temps, tu t'es vu changer, physiquement mais surtout mentalement, tu as vécu une expérience qui a changé ta vie à jamais. Elle t'a montré tes forces et faiblesses, tes côtés les plus obscurs, à quel point tu pouvais tant aimer quelque chose et tant la détester en un même instant, être tant passionné, tant déterminé, mais aussi rempli de peurs et d'incertitudes. Tu as vécu, comme on dit si bien, des montagnes russes. Des hauts extrêmes et des bas profonds, tant excitants, mais tellement ennuyants par la répétition des mêmes mouvements, peu de liberté au final, mais une sécurité promise tant que tu n'improvises pas trop.

Tu as sûrement évolué d'une jeune fille vers une jeune femme, d'un jeune garçon à un jeune homme, d'un étudiant maintenant entrant dans la vie active, une femme qui est devenue mère, un homme dorénavant père. Tu as peut-être vu la vie naître autour de toi, devenant ainsi frère ou sœur pour la première fois ou de nouveau, ou peut-être tante, oncle, ou bien même tu as adopté un animal. Simplement, la vie a continué d'évoluer et il est peut-être temps pour toi aussi d'entrer dans une nouvelle phase de ta vie.

Un adieu est toujours un peu douloureux. Il te pince le cœur, surtout quand une partie de toi s'est impliquée émotionnellement, quand corps, esprit et âme, tu t'es donné pleinement dans une relation. Pendant tout ce temps emprisonné dans ces TCA, tu as pu finir par t'identifier à eux, être « la personne anorexique », « la boulimique », « celle qui ne mange rien », « celle qui mange pour dix ». Mais rappelle-toi qu'avant que ces TCA prennent le pas sur ta vie et qui tu es, tu étais quelqu'un aussi.

Tu n'es pas devenu quelqu'un de plus important ou de plus appréciable grâce à eux et cette personne que tu étais ne t'a pas quitté. Elle est encore en toi, sauf que tu as fini par l'oublier, la laisser dans l'ombre pour donner le devant de la scène à celle que tu as accepté de laisser briller.

Nous avons été la première personne à être directement concernée par cette maladie. Physiquement, on a sûrement changé, et via notre vision de nous-mêmes, on s'est sûrement attaché à cette nouvelle image, à la personne que nous sommes maintenant. Elle représente tellement de choses vécues, de grandes années de notre vie avec qui on a enduré tellement d'évènements. Mais elle représente aussi beaucoup d'efforts et de temps investi à devenir enfin quelqu'un. On pensait enfin avoir trouvé ce quelque chose qui nous apporterait du positif, quelque chose de grand, on attendait beaucoup de cette relation. Avouer, alors, qu'on doit la laisser s'envoler et que tout cela n'était qu'en vain, un effort perdu pour faire demi-tour, c'est quelque chose de difficile à admettre. Je décrirais cela comme une sensation de nostalgie quand on passe dans une nouvelle direction de notre vie et qu'on se remémore ce qu'a été notre vie dernièrement. On veut encore en profiter un tout petit peu plus, même si on sait que le temps est venu de tourner la page. Sauf que dans ce cas, cette sensation nostalgique est prématurée et décuplée, elle amplifie les émotions fois mille. On caractérise souvent ces TCA comme un cocon, un endroit où l'on trouve un certain réconfort parce qu'il nous permet d'exprimer notre mal-être. Ils sont comme un défouloir d'émotions incontrôlables, même si paradoxalement, au final, ils ne font que nous enfoncer encore plus dans ce mal-être.

Voilà qu'au bout du compte, tu vas devoir tout abandonner, tant d'efforts, de sueur, de larmes, l'espoir que tu allais en tirer quelque chose, tellement d'habitudes, de rituels, tout un mode de vie qui va se retrouver chamboulé. Tu vas devoir tout laisser derrière pour réapprendre à nouveau, d'une certaine manière, une autre façon d'être, de réfléchir, de faire, et tout cela peut faire peur. Comme quitter sa famille et entrer dans l'indépendance avec une boule au ventre, voulant faire demi-tour, mais savoir que c'est le chemin de la vie. Être excité, mais apeuré en même temps de ne pas être à la hauteur et d'échouer par nos propres moyens, voulant redevenir un enfant et récupérer l'attention de nos parents juste un instant. Juste un instant de plus dans la maladie, un instant de plus à ne pas réfléchir à comment apprendre à vivre sans, ne pas être si indépendant. Simplement, toujours avoir un repère sur lequel se reposer.

Si demain, on te disait que tu allais devenir quelqu'un d'autre, que tu allais devoir te réveiller avec une autre vie, dans une autre peau, être quelqu'un de totalement différent, à ton avis, qui n'aurait pas peur et ne ferait pas tout pour échapper à cette idée et à cette réalité ? Bien qu'on pense, parfois, qu'on changerait de vie sans hésiter, si possible en un claquement de doigts, c'est dans la nature de l'Homme de craindre l'inconnu. Alors, tu as le droit d'avoir peur, mais tu as le choix de ne pas te laisser emprisonner par cette peur. C'est donc un peu la même chose qui se passe dans notre tête à l'idée de « ne plus être anorexique », « ne plus être boulimique », simplement ce « ne plus être » qui te fait sûrement reculer d'un pas loin de la guérison chaque jour. Le changement ne se fera pas en un claquement de doigts. Il sera progressif et tu auras le temps de l'assimiler peu à peu, alors laisse-toi ce temps.

Il est important de modifier ta façon de te caractériser. Les TCA sont des maladies. Une personne qui a un cancer ne dit pas « je suis cancer », mais plutôt « je suis atteint d'un cancer ». Tu n'es donc pas une maladie, tu es atteint(e) d'une maladie, donc atteint(e) d'un trouble du comportement alimentaire. Quand quelque chose n'est plus, il peut toujours évoluer en autre chose. Ne plus être malade ne signifie pas que tu ne seras plus rien, tu laisseras juste revenir à la vie celui que tu es réellement. Tu ne seras plus malade, mais tu seras toujours une personne à part entière. Car rappelle-toi que « rien ne se perd, rien ne se crée : tout se transforme », alors « ne plus être » signifie simplement « se transformer », et tu peux te transformer en ce que tu veux, comme une chenille se transforme en un papillon.

Comme une relation malsaine, narcissique, on s'attache à celle-ci, en ayant pourtant tellement envie de s'en débarrasser. Mais sans comprendre pourquoi, une partie de nous y est tellement attachée quand, au fond, on continue de la détester, de vouloir s'en débarrasser. Faire le pas pour quitter une relation est toujours compliqué, mais jamais personne n'a regretté d'abandonner ce qui est toxique pour lui.

Alors, sache que tu ne vas pas te perdre en prenant ta vie en main et en décidant enfin de te diriger librement vers la voie de ta guérison. Au contraire, tu vas finir par te retrouver plus que jamais, et découvrir réellement celui que tu es et la magnifique évolution cachée derrière cette mascarade. Tu pourras enfin laisser s'exprimer celui qui a été oublié dans les coulisses de ta vie et lui redonner le premier rôle qui lui appartient. Tu n'as pas besoin de ces TCA, tu n'as pas besoin qu'ils te disent quoi faire. Tu as un esprit de réflexion, un cerveau doté de millions de neurones connectés entre eux pour t'aider à prendre les bonnes décisions. Alors, change ta vision de qui tu es. Tu n'as jamais été une maladie et tu ne le seras jamais. La maladie n'est pas un réconfort, c'est une voix sournoise qui cache son jeu pour mieux te dévorer. Tu ne t'es pas attaché à elle, tu as fini par t'attacher à toi, et quand la maladie ne sera plus là, toi, tu seras encore là.

5 – UN MANQUE DE TOI

Où es-tu, mon ami ?
Où es-tu, mon ennemi ?
Toi qui me réconfortais en tout temps
Me disant quoi faire à tout instant.
Sans toi, ma boussole, je perds mon nord.
Mais avec toi, c'était direction la mort.

Lorsqu'on décide de commencer à guérir et à enfin emprunter la route vers la guérison, il viendra un moment où l'on sentira un manque. Ce même manque comme lorsqu'on arrête toute autre addiction. Un sentiment d'inconfort lorsqu'on commence à entreprendre de nouvelles habitudes et que l'on préfère retourner à nos bonnes vieilles coutumes. En 2018, j'ai décidé d'entreprendre ma guérison, et dès les premiers mois, j'étais certaine que jamais plus je ne chuterais, mais ce petit manque s'est installé en moi, et huit mois plus tard, j'ai rechuté pour la première fois. J'ai alors écrit ce texte que j'aimerais partager.

On connaît tous la chute, cette chute qui te frappe et te fait mal. La chute est difficile, car elle te montre tes faiblesses, elle te ramène à la réalité de l'être que tu es, elle t'apprend mille choses de tes mille erreurs, elle te change physiquement et surtout mentalement, mais le tout pour le meilleur.
Après la chute peut venir la rechute, et là, c'est autre chose. Tu te retrouves téléporté dans le monde de tes erreurs du passé, ces erreurs qui pourtant te restent encore collées à la peau. Et à cet instant, que décides-tu de faire de ce que tu as appris la première fois lors de ta chute ? Penses-tu juste t'en débarrasser comme si de rien n'était ? Penses-tu juste les ignorer et répondre à cette pulsion qui sommeille en toi de regoûter à ce qui t'a amené un jour plus bas que terre ? Alors, demande-toi seulement une chose : es-tu en accord intérieurement avec toi-même de ressentir, de te voir t'infliger de nouveau à toi-même et à tous ceux qui t'entourent les sentiers que tu as déjà

Chaque appel que cette maladie te lance est un appel auquel tu
dois résister, te distraire le plus possible lorsque ces pensées
commencent à venir et te dire que ce n'est que passager. Ne t'en
veux pas de ressentir ce que tu ressens, tu ne peux pas tout contrôler et être tenté fait partie du processus. Ce que tu peux
pourtant, c'est contrôler tes actions, ne pas agir face à l'appel de
la tentation, te rappeler les conséquences que cela aurait si tu y
répondais. Ton corps a besoin de temps d'adaptation, et plus tu
répondras aux tentations, plus il sera compliqué de t'en sortir.
Au contraire, plus tu y résisteras, plus tu formeras l'habitude de
vivre sans elles et ce manque disparaîtra.

Il ne faut pas oublier que les TCA ont des mécanismes biologiques identiques aux addictions et qu'il faut un temps de
sevrage durant lequel, évidemment, le manque se fera ressentir.
Cependant, tout n'est pas tout blanc ni tout noir, parfois il faut
chuter et rechuter pour se relever et rester sur pied. C'est normal
de ne pas toujours pouvoir résister, il arrive des moments où il
faut se laisser tomber, parfois en s'accordant cette pause à soi-
même, sans que ce soit une preuve de faiblesse, pour mieux ou-

vrir les yeux et revenir à la réalité, reprendre conscience du chemin parcouru et de l'enfer qui se trouve plus bas.

Alors, tu peux trouver d'autres sources qui te feront relarguer de la dopamine à flot sans te détruire la santé. Et garde toujours dans un coin de ta tête les horreurs qu'ils t'ont fait vivre et le bonheur qui se cache de l'autre côté. Garde la raison de ta guérison bien gravée dans ta tête, tes rêves les plus fous, et fait ressortir ce guerrier, cette guerrière qui sommeille en toi et qui n'attend que de gagner cette bataille pour rejoindre de l'autre côté tous ceux et celles qui ont déjà gagné.

6 – UN PAS

Peu importe le temps que tu as passé dans la maladie, le nombre de fois où tu as essayé de guérir mais où tu as rechuté, la seule chose qui importe réellement est ta décision d'aujourd'hui. Cette décision qui deviendra le pas qui te maintiendra soit plus long-temps dans la maladie, soit qui te mènera un pas plus proche vers ta guérison.

Plus précisément, ce seront des centaines de pas. Les uns après les autres, jour après jour. Tu y arriveras par la répétition de ces mêmes pas, encore et encore, jusqu'à tracer un sol plat, une route qui te devient enfin familière, et sans peur à l'idée de la traverser seul au milieu de la nuit.

Chaque jour sera fait de décisions. La décision d'écouter ton être intérieur, celui que tu veux réellement devenir, ce que tu veux faire à cet instant et oublier les règles que tu t'es imposées pen-dant autant de temps, celles que tu as cru être les bonnes.

Tu décideras si tu veux passer ce week-end entre amis à partager de bons moments et profiter comme tout le monde autour de ce buffet dont les saveurs sont alimentées par les rires et la fes-tivité du moment.

Tu décideras si tu vas enfin acheter cette madeleine que tu croises sur le chemin du retour encore et encore et qui te fait de l'œil derrière ces vitrines d'une transparence si fine qui font res-sortir à merveille les courbures de leurs pâtisseries.

Tu décideras de profiter d'une soirée au restaurant pour com-mander toute la carte et tester ce qui te fait envie sans faire attention au tourment des questions qui tournent en rond dans ta tête.

Tu décideras au supermarché si tu fais un pas de plus au-jourd'hui à acheter un aliment nouveau pour essayer de le réintégrer dans ta vie ou si tu continues de te limiter dans ton bonheur et tes capacités.

Tu décideras si tu veux écouter ta faim ou cette voix te disant :
« Pas plus ! Tu as déjà assez mangé pour aujourd'hui ! »

Tu décideras si aujourd'hui, tu vas recommencer un nouveau jour comme si de rien n'était ou alors si tu vas essayer de compenser la crise d'hier.

Tu décideras si tu préfères être guidé par des nombres écrits par la main de l'homme sur un paquet ou alors de voir au-delà de ce filtre qu'on met devant tes yeux et faire confiance à la nature pour voir l'aliment comme ce qu'il est réellement en te concentrant sur les bienfaits physiques et mentaux qu'il peut t'apporter.

Tu décideras chaque matin de te plaire à toi et uniquement à toi, de passer outre les commentaires des autres, des proches, des inconnus, des médias.

Tu décideras si aujourd'hui, tu acceptes de donner du bien à la personne que tu es ou si tu continues de la maltraiter.

Prendre la décision de guérir n'est pas seulement une décision ponctuelle à un instant T qui reste ancrée en cet instant. Comme un arbre des probabilités, elle possède des centaines de branches dont chacune représente les multiples décisions de chaque jour et possèdent toutes la même finalité : guérir. Alors, n'aie pas peur. N'aie pas peur de dire oui, d'essayer, de tomber, de te relever, de réessayer, d'être parfois incertain(e) et de douter en te demandant si cela en vaut la peine. N'aie pas peur d'enfin regoûter à la vie, de ressentir l'émotion du premier jour à remanger comme au temps où tu n'étais contrôlé par aucune voix et où au final tu avais vraiment tout le contrôle de chaque bouchée. N'aie pas peur de te sentir libre, de ressentir l'énergie traversant chaque cellule de ton corps au cours de la journée et d'avoir l'impression de pouvoir déplacer des montagnes. N'aie pas peur d'enfin t'accepter et de réussir à t'aimer même sans être à l'image de celui/celle que tu idéalises.

N'aie pas peur de faire la paix autour de toi, avec toi-même et ton corps. N'aie pas peur d'enfin connaître qui tu es et de le laisser s'exprimer. N'aie pas peur de l'inconnu parce que c'est peut-être l'endroit où tu te retrouveras.

On dit souvent que le cerveau est comme un muscle, alors, comme un muscle, il faut l'entraîner pour avoir la *shape* que l'on veut. Imagine que tu essaies de faire une contraction avec ton biceps, mais que le poids que tu as dans la main se trouve être trop lourd pour ce que tu es capable de soulever. Faisons l'analogie avec les TCA. Tu veux faire une action, représentée ici par la contraction musculaire, celle par exemple de manger ou de ne pas faire de crise, mais le poids dans ta main, qui représente cette pulsion, la voix qui te dicte, t'en empêche. Mais celle-ci n'est qu'un poids qui va te rendre la tâche difficile, certes, mais elle ne t'a pas coupé le bras, il encore là et peut donc encore fonctionner. Alors, si tu t'entraînes chaque jour, petit à petit, tu vas gagner en force et réussir à lever le poids, à faire un *curl* qui te paraissait pourtant impossible au début et le poids n'aura plus aucun contrôle sur toi. Et comme dans la musculation, on n'arrive pas à porter cent kilos d'un coup, il faut y aller petit à petit, toujours avec l'objectif que l'on veut atteindre en tête.

J'ai décidé de reprendre du poids et guérir parce que je me suis rendu compte que c'était la seule clé à la vie que je voulais mener, et d'ailleurs, simplement la clé à la vie en elle-même. J'ai compris qu'il y avait beaucoup plus qu'un corps, plus que la nourriture, que tellement de personnes pouvaient vivre sans se prendre la tête. Alors, j'en ai eu marre de rester prisonnière au même point et j'ai sauté le pas vers la découverte des saveurs de la vie. Le moment où j'ai ouvert les yeux et réalisé que j'avais pris du poids, presque mon poids antérieur, malgré cela, j'ai réussi à avoir mon premier regard d'amour envers moi-même et je me suis rendu compte que le monde dans lequel je vivais était éphémère. Parfois, il faut arriver au point le plus inconfortable qui existe pour nous pour se rendre compte qu'au final, il y a peut-être un nid douillet qui nous attend et simplement découvrir qui nous sommes réellement. Je me suis récemment demandé pourquoi, ces dernières années, il m'arrive autant de rêver que ma vie se joue à une fraction de seconde. Je pense que mon corps a gardé en souvenir qu'un jour, ma vie se jouait à cette fraction de seconde. Cette seconde qui représentait chaque moment où je donnais un peu de moi à la maladie. Cette seconde où je laissais filer l'occasion d'apporter à mon corps les nutriments de vie et à mon esprit la paix et la joie qu'ils méritaient. Cette seconde où j'ai décidé de faire un pas de plus vers l'irrationnel et un pas de moins vers moi.

Avec la décision de prendre cette route vers la guérison, je dirais que tout a changé. Ma perspective entière a fait un tour de 360° sur elle-même, tout cela parce que je me suis laissé, un peu chaque jour, être qui je voulais être et non plus celle qu'on voulait que je sois, ou du moins celle que je pensais qu'on voulait que je sois.

7 – LA PEUR

Nous avons tous des peurs dans la vie. La peur de perdre un être aimé, la peur de se retrouver seul, la peur de décevoir, la peur de parler en public, la peur du vide, de ne pas réussir nos études, on a l'envie de montrer nos talents et qui on est, mais on reste coincé par cette peur du jugement, des yeux rivés sur nous. On craint de prendre du poids, de perdre le progrès fait jusque-là, on a peur de manger trop gras, trop sucré, trop salé, pas assez équilibré, beaucoup trop, pas assez bouger. On vit dans la peur de se réveiller un matin et ne plus reconnaître qui on est face au miroir, que ces gens qu'on ne croisera plus jamais remarquent ce bouton millimétrique sur notre front, qu'ils jugent notre personnalité par la couleur de nos vêtements ou encore par les cernes trop marqués sous nos yeux. On a des peurs banales, et d'autres qui surconsomment notre énergie au quotidien, altérant la qualité d'une vie qu'on essaie de construire. On a ces aliments qui nous font peur. Ceux qui nous provoquent de l'anxiété, nous font ressentir les battements de notre cœur à travers notre poitrine. Ils nous font pleurer à nous demander pourquoi un bout de produit biodégradable, innocent, face auquel nous sommes en position de supériorité nous provoque autant de sensations et d'émotions qu'on ne peut gérer. Pourquoi un enfant qui n'a que quatre ans d'expérience de vie peut apprécier sans difficulté ce que nous, après des décennies, ne savons toujours pas comment, ou bien l'avons-nous juste oublié ? Pourquoi poser un pied sur une marche à un centimètre au-dessus du sol, sur cette plate-forme, nous indiquant via des chiffres comment les molécules s'organisent dans notre corps pour y changer la composition, nous fait tant peur alors que nous sommes encore une fois en position de supériorité face à elle ? Pourquoi avons-nous peur de retrouver un corps dans lequel nous avons un jour habité, peur de retrouver une bonne santé, peur de changer ?

Pourquoi la sensation de la farine si fluide dans nos mains, si fine comme les grains de sable sur la plage amortissant le choc sous nos pieds, nous ferait-elle du mal ? Pourquoi le jus d'orange, comme la couleur du soleil qui réchauffe pourtant notre corps et nous apaise, nous ferait-il du mal ?

Et si nous changions notre vision et décidions de voir plus loin que l'image que nos yeux nous renvoient ? Ce qui m'a aidée à changer ma vision face à la nourriture a été de changer mes pensées face à celle-ci. Au lieu de voir une banane comme quatre-vingt-dix calories, j'ai décidé de la voir comme ce qu'elle était vraiment. C'est-à-dire un fruit, un aliment riche en potassium qui allait donner à mon corps les nutriments nécessaires pour fonctionner. Ou bien encore, ne pas voir les noix seulement comme du gras, mais comme de bons lipides essentiels au fonctionnement de mon cerveau et bien plus. Puis j'ai fait pareil avec les autres aliments, choisir de voir la richesse, non à travers un chiffre comme me l'indique une pauvre étiquette, mais en voyant cette nourriture comme la nature l'a conçue et comme mon corps la reconnaît. Parce que le corps ne connaît pas les chiffres, il fonctionne avec des molécules, il voit des sources d'énergie via les macromolécules que sont les glucides, protéines et lipides. Ces macromolécules qu'il va dégrader pour les transformer en molécules d'ATP qui seront une source d'énergie utilisable pour mon corps. Comme un aliment n'est pas qu'énergie, il va aussi en extraire les vitamines et minéraux pour rendre mon corps optimal et en bonne santé. Alors, petit à petit, comme je ne jugerais pas mes amis par les vêtements qu'ils portent, j'ai décidé de faire de ces aliments mes amis et de ne pas les juger par leur apparence.

Alors, soyons curieux face à ce que nous mangeons, mais d'un bon œil et non de l'œil de la maladie. Je me suis rendu compte de tout ce à côté de quoi je passais en essayant de me concentrer uniquement sur le nombre de calories, et plus j'effectuais des recherches sur les bienfaits de ces aliments pour mon corps, plus je comprenais les dégâts que j'occasionnais en le privant de ces nutriments et pourquoi j'avais besoin de les manger. Et avec le temps, j'avais envie de manger plus pour nourrir mon corps et voir ces bénéfices se manifester et retrouver ma vitalité.

Demandons-nous : qu'est-ce qu'une calorie ? Aux yeux de la maladie, une calorie, c'est du gras, quelque chose qui va juste se stocker dans notre corps, un ennemi qu'on ne doit pas laisser entrer. Dans la réalité, une calorie est définie comme « une mesure de la quantité de chaleur » ou encore « une ancienne unité de mesure de la valeur énergétique des aliments », ancien car défini par Nicolas Clément, chimiste et physicien, au XIXe siècle. Alors, si l'on se réfère à la définition, un aliment est censé nous apporter de l'énergie. L'énergie est essentielle pour un tas de choses qui se passent dans notre corps et dont nous n'avons pas pleinement conscience, comme la production de protéines, la survie de nos cellules en général et la production de l'énergie en elle-même qui demande de l'énergie. Puis il y a le côté conscient de l'énergie, ce « boost » qu'on va ressentir après un repas, la force pour affronter notre journée et accomplir nos tâches quotidiennes ou même dormir qui consomme tout autant d'énergie. En bref, la vie fonctionne avec de l'énergie. Donc, si nous ne mangeons pas, nous n'avons pas d'énergie ; pas d'énergie, donc pas de productivité ; pas de productivité, donc pas de tâche accomplie ; et sans tâche accomplie, on reste au même point dans notre vie. On est alors frustré, rêvant nos rêves qu'on pourrait réaliser, si seulement on avait la force de les entamer pour les achever.

La peur est, elle, définie comme « un sentiment d'angoisse éprouvé en présence ou à la pensée d'un danger, réel ou supposé ». Alors, le danger peut être soit réel, qu'on appréhende, soit scénarisé dans notre tête, quelque chose qui ne s'est pas encore passé, qui reste encore inconnu, parfois le simple fruit de notre imagination. La peur se nourrit d'elle-même, il suffit d'avoir peur pour que notre angoisse augmente de plus en plus fort, nous encerclant dans ce cycle sans fin de la peur. Alors, pour casser ce cycle vicieux, il faut commencer par arrêter de la nourrir et simplement lui faire face. Soit ta peur est réelle et donc tu l'affrontes ; soit ta peur est supposée et donc il n'y a qu'un moyen de savoir si elle te fera réellement du mal ou pas, c'est d'y plonger.

Dans quel cas n'a-t-on pas peur ? Dans le cas où nous connaissons parfaitement les lieux et où nous sommes à l'aise. Alors, il n'y a qu'un moyen pour toi de ne plus avoir peur, et c'est de répéter, encore et encore, ce qui te fait peur jusqu'à te l'approprier. Imaginons que tu aies peur de simplement commencer à manger. Eh bien, petit à petit, tu vas commencer par simplement t'asseoir devant une assiette et prendre ta fourchette dans ta main et répéter cette action tous les jours, plusieurs fois si possible, jusqu'à finir par porter une bouchée à ta bouche. Puis tu vas répéter ainsi jusqu'à ce qu'avant de réaliser cette action, la boule de peur dans ton ventre ait disparu. Avant qu'elle ne finisse par disparaître, tu remarqueras qu'elle se fera de plus en plus discrète à chaque fois, puisque ton cerveau aura compris qu'il n'y avait pas de danger réel, mais seulement supposé. C'est ce que je te conseillerais de faire si tu as des aliments qui te font peur et que tu n'oses pas encore manger. Simplement de les goûter le plus régulièrement possible pour donner le signal à ton cerveau de l'absence de danger et le répéter jusqu'à ce que la peur se libère. Sûrement qu'il te faudra recommencer plus d'une fois et c'est normal, il ne faut pas te décourager. Même si tu as encore peur les prochaines fois, tu sentiras la peur s'estomper dans l'air pendant que tu célèbreras une victoire.

8 – LA RÈGLE DE L'UNIVERS

« Une règle fondamentale de l'univers est que tout est impermanent : ce qui vient part à un moment donné. Cela étant valable pour nos pensées, alors il faut regarder ses pensées sans jugement, sans attachement ni aversion, ne pas les repousser, ne pas les critiquer, juste les regarder et les accepter sans y répondre et elles partiront. Assister à la scène comme si nous n'étions pas nos pensées, nos émotions, mais en dehors de la scène, comme à la troisième personne. »

Cyrus North

Notre cortex reçoit des milliers de messages par jour de différentes parties de notre cerveau, il en fait le tri et seulement une minime partie parvient à notre conscience et nous donne la lumière sur ces messages. Avec tout le tri que ton cerveau réalise à chaque instant, il va garder les messages qu'il pense être importants pour toi. Il gardera notamment ces voix de l'anorexie te disant de te restreindre, de la boulimie te disant de manger, de vomir, ou encore l'idée de fumer une cigarette, de boire cette bouteille d'alcool. Peu importe les idées, si elles ont été dans ta tête depuis longtemps, ton cerveau va les privilégier parmi des milliers d'autres puisqu'elles font partie de ton quotidien. Par ailleurs, si tu finis de plus en plus par ne plus y répondre, elles vont finir par apparaître de moins en moins. Entre le temps de dire non à cette pensée et le temps qu'elle disparaisse complètement, cela peut varier. Il peut y avoir quelques minutes, une petite heure, pendant laquelle peut-être seras-tu encore dans la tentation, mais puisque chaque pensée est transitoire, soit tu l'acceptes et tu te soumets à elle, soit tu la laisses s'effacer dans la vallée des autres pensées perdues de ton cerveau, mais elle finira dans tous les cas par disparaître. Comme lorsque nous sommes submergés de pensées parasites, par exemple lorsque nous essayons de dormir ou de méditer, si nous nous plongeons dans l'analyse de celles-ci ou essayons de les repousser, répondre par la critique, commencer à mettre nos émotions en jeu, alors nous ne faisons que maintenir ces pensées et elles continuent de faire des boucles dans notre tête. Mais si nous les laissons juste venir sans réagir, les unes après les autres, elles viendront et partiront, sans effort de notre part.

Certes, on ne peut contrôler tous ces messages que notre cerveau va recevoir et les pensées qu'il va finir par nous transmettre. Mais ce qui est inévitablement certain, c'est qu'on reste celui en contrôle de nos actions, de nos paroles, si l'on va céder ou non à l'appel de cette tentation, si l'on va finir par croire ou non ce que nos pensées nous disent. Imaginons que tu te balades dans la rue et que tu voies un enfant jouer avec une figurine Pokémon. Soudainement te viennent à l'esprit ces merveilleux épisodes que tu regardais étant petit le matin devant ton petit-déjeuner avant de partir à l'école. Puis, grâce à ce souvenir et les bons moments que tu y associes, tu te dis maintenant pourquoi pas regarder un nouvel épisode ce soir, puis en rentrant, tu le regardes. Alors les souvenirs ancrés au fond de ton cerveau ont refait surface, par une stimulation visuelle de cette figurine. Puis, par la suite, l'idée de regarder un épisode t'est venue au milieu de multiples autres possibilités autour du thème, comme t'acheter une nouvelle figurine, ressortir tes vieilles cartes Pokémon du primaire, mais ton cerveau a décidé de te donner cette idée-là qu'au final, tu as acceptée. Puis tu as fini par réaliser l'action de regarder cette série qui n'a évidemment été dépendante que des propres mouvements de ton corps, qui sont des mouvements dits volontaires réalisés grâce à ton cortex moteur.

Il faut que tu arrives à te dissocier de ces voix de la maladie, voir ton cerveau en deux parties. Une qui t'envoie ces messages d'obsession de la maladie, comme ceux de la restriction ou bien de manger une tonne ou alors de te dépenser jusqu'à pas d'heure, puis une qui est vraiment toi. Toi qui décides ou non si tu vas accepter d'écouter ces voix. Toi qui vas donner vie à ces pensées en réalisant l'acte. Toi qui au fond ne veux peut-être pas avoir affaire à tout ça, mais tu te retrouves submergé par ces idées. Puisqu'elles viennent de ton cerveau, tu ne peux que t'imaginer qu'elles viennent alors de toi et tu finis par croire qu'au fond, c'est peut-être ce que tu veux réellement.

Tout ce que nous dit notre cerveau n'est pas forcément bon, tout n'est pas que raison et nous devons aussi arriver à faire un tri. Tu vois bien qu'il y a quelque chose qui ne va pas. Il y a cette ambivalence en toi, cette guerre continue contre toi-même ; tu as des pensées qui te disent de faire d'une manière, mais toi, au fond, tu ne souhaites que le contraire, tu veux juste vivre normalement. Mais qu'est-ce qui t'empêche de suivre tes envies réelles, finalement ? Ce qui t'en empêche, c'est simplement de croire ces voix, de penser qu'au final, c'est ce que tu veux, de t'identifier à elles et les accaparer comme si elles t'appartenaient. « Parce que c'est comme ça que tu as toujours fait, alors pourquoi te battre contre celle/celui que tu es ? » Tu as même fini par assimiler à ces moments des sensations qui finissent par te soulager, te donner un petit confort. Tu acceptes donc ces messages, alors qu'ils ne sont pas de toi. Ils viennent d'une partie de ton cerveau où siègent encore toutes ces addictions, et toi, tu ne fais que les maintenir en vie alors que tu aimerais qu'elles disparaissent à jamais.

Il y a un terme dans la Bible qui dit qu'on doit arriver à « mourir à soi-même » pour un jour rejoindre le paradis et être vraiment libre. J'aime bien cette expression, puisque dans la vie, à de multiples reprises, il faut laisser mourir la personne qu'on a été, celle qu'on est, cette partie en nous qui pourtant n'est plus et qui peut-être n'a jamais réellement été celle ou celui qu'on a voulu être. Nous n'osons pas laisser partir cette partie parce qu'on s'est identifié à elle ; il faut pourtant laisser mourir cet ancien nous pour être capable de devenir la personne que nous voulons vraiment devenir.

Il y a des maladies qui te collent à la peau et dont tu ne peux pas te défaire si facilement par le biais d'une simple volonté, comme les maladies d'organes, puis il y a des maladies qu'on crée comme les addictions (l'alcoolisme, le tabac, la drogue, les troubles du comportement alimentaire…), parce qu'on s'est laissé tirer vers le bas, parce qu'on a développé au fil du temps des habitudes et des pensées qu'on s'est ancrées profondément au fond de notre cerveau dont nous avons du mal à nous détacher maintenant. Mais si seulement nous parvenions à comprendre qu'on s'est ancré nous-mêmes ces pensées, par de multiples facteurs favorisants, nous avons décidé de les croire et nous avons créé ces habitudes, alors on peut s'en défaire nous-mêmes, sans pour autant que ce soit l'énigme la plus compliquée à résoudre. Simplement reprendre le contrôle de qui nous sommes. Alors, je ne dis pas que ces maladies sont à prendre à la légère ou qu'elles sont un manque de volonté, au contraire, mais il est important de prendre conscience que nous avons un pouvoir d'action et non juste de soumission.

J'ai toujours admiré mon papa pour avoir pu arrêter aussi facilement le tabac après des années à fumer. Il arrêta du jour au lendemain, et étant petite, j'étais très fière de dire à tous mes amis qu'il avait arrêté aussi facilement. Étant très jeune à l'époque, je n'avais peut-être pas encore conscience de ce qu'était réellement une addiction et les mécanismes biologiques derrière ce terme et, bien sûr, les difficultés que cela engendre. L'ayant par la suite expérimenté par les TCA, j'ai bien compris l'ampleur de ces troubles. Puis, entrant en faculté de médecine, j'en apprends plus sur le sujet, je vois les différents traitements de substitution qu'on prescrit, les différentes thérapies, et je me demande comment mon père a pu arrêter aussi facilement sans recourir à toutes ces méthodes, pas une seule fois. Je me souviens alors qu'il me disait toujours : « Quand on veut, on peut. » Alors j'en viens à me demander pourquoi des personnes arrivent à arrêter si facilement une addiction, alors que d'autres passent tellement d'années à se battre. C'est là que je réalise la force mentale. Cette force des pensées qui joue sur les autres pensées arrivant ainsi à les éloigner, et au final, ces autres pensées commencent à disparaître parce que nous avons pris le contrôle de notre cerveau.

J'exclus ici les différents mécanismes compliqués plutôt du domaine médical pour me concentrer sur une approche plus simple. On sait que tout n'est évidemment pas tout noir ni tout blanc et que le corps humain et la médecine sont des sujets bien plus complexes qu'une simple envie ou qu'une simple pensée. Les difficultés que certaines personnes éprouvent à travers une addiction sont réelles et elles ne sont ni à juger ni à négliger. Chaque personne aura sa propre expérience et la propre méthode qui fonctionnera pour elle, et ceci reste le point le plus important.

Je les ai expérimentés aussi, les jours où le moral est bas et que je n'ai envie de rien faire, ces jours où j'ai ces deux pensées contraires dans ma tête qui se battent. Une me disant justement de ne rien faire parce que c'est fichu de toute manière, je n'aurais ni la force ni l'énergie. Puis il y a une autre voix qui me rappelle que ce n'est qu'en agissant que je vais avancer dans la vie pour atteindre mes objectifs et mes rêves au rendez-vous. Alors je commence à puiser toute l'énergie possible dans la moindre de mes cellules, mon cerveau s'enflamme vers la quête de motivation et je me mets à l'action, et en général, ces journées sont les plus satisfaisantes. Elles le sont parce que j'ai réussi à dépasser ces pauvres pensées qui n'allaient me mener nulle part, hormis me faire stagner, je les ai fait fuir par des pensées plus puissantes et des actions que j'avais réellement envie de réaliser au fond de moi, alors que cette mauvaise pensée me faisait croire l'inverse. Je sais qui je suis et je suis en accord avec cette voix qui me motive à avancer et pas du tout avec celle qui m'empêche d'accomplir des choses. L'important est donc de se connaître, de savoir ce qui résonne en nous et si c'est en accord avec nos désirs profonds. Est-ce que chaque action que je réalise aujourd'hui va me mener vers mon objectif final ? Est-ce que je vis ce jour comme je voudrais que soit chaque jour de ma vie ?

Alors, est-ce qu'en décidant du jour au lendemain d'arrêter de fumer et malgré qu'il ait réussi, cela veut-il dire que mon père n'a plus jamais ressenti les tentations, le manque ? Bien sûr qu'il a continué à les expérimenter et à se battre contre elles pour résister. Ces voix ne disparaîtront pas comme magie le jour où tu vas décider d'arrêter d'agir à leur commande, tu vas devoir apprendre à ne plus agir plutôt que d'apprendre à éviter qu'elles apparaissent. Puisque tu ne peux contrôler le moment où elles apparaîtront, même en évitant les stimuli qui peuvent te tenter, cela ne les éliminera pas totalement. Alors, le plus simple est de te concentrer sur ce que tu peux contrôler, et ici, l'unique chose sous ton contrôle, c'est seulement ton action. Ainsi, à la fin de la journée, ton succès ne sera pas mesuré sur combien de fois tu as été tenté et si ces voix se sont manifestées ou non, mais plutôt sur combien de fois tu as refusé de les écouter, tourné le dos et agi selon ta propre volonté.

On dit souvent que le cerveau est complexe, que c'est lui qui nous contrôle, mais il y a tellement de parties dans le cerveau, et ce qui est sûr, c'est que ton cortex moteur, c'est toi qui le contrôles. C'est toi qui décides de prendre ce paquet de cigarettes, de ne pas te lever pour aller manger, d'enfiler tes chaussures pour courir des heures, de manger ces dizaines de cookies. Sur ces millions de pensées qui nous viennent auxquelles notre cerveau a décidé de nous laisser faire face, c'est à nous de les jeter à la corbeille et de dire « non, c'est une pensée qui ne m'appartient pas, alors je ne l'écoute pas », comme un vêtement qui ne s'accorderait pas à ton style, tu ne l'achèterais pas.

Alors, pourquoi certaines personnes avec des troubles du comportement alimentaire s'en sortent aussi facilement tandis que d'autres y restent pendant des années ? Je dirais, en parlant du mental, parce que la force des pensées est puissante. Ces per-

sonnes ont peut-être compris qu'elles étaient maîtres de leurs
propres décisions et qu'il n'y avait pas une maladie qui les con-
trôlait, qu'elles n'étaient pas soumises à elle, que cette maladie
était juste le fruit de mauvaises habitudes qu'elles ont créées au
fil du temps et qu'il faut maintenant les remplacer par de bonnes
habitudes pour effacer les anciennes. Alors, évidemment, c'est
un travail de chaque jour pour arriver à développer cette manière de réfléchir et l'appliquer, arriver à se détacher de nos
pensées, apprendre à connaître nos envies, mais comme toute
habitude, la répétition de chaque jour est la clé de la formation
de celles-ci.

9 – AFFIRMATIONS POSITIVES

Il y a deux sortes de dénis dans la maladie : celui de reconnaître qu'on est malade et le déni de soi. La maladie a mis en toi de fausses croyances, t'a dirigé vers un chemin erroné, a effacé de ta connaissance la personne que tu es réellement. Elle t'a plongé dans un opposé en te faisant croire que c'était ce que tu voulais être. Elle te fait croire sans cesse que tu es tout ce qu'elle a fait de toi. Au bout du compte, tu n'arrives jamais à être comblé avec elle, car tu t'es collé à la peau un personnage que tu n'es pas face au déni d'être toi. C'est par la verbalisation que tu arriveras à poser tes propres limites face à la maladie, t'affirmer, apprendre à te respecter et à construire un chemin vers l'amour de soi, arrêter de nier qui tu es, te retrouver et reconnaître la personne que tu regardes chaque jour dans les yeux. Il est temps de rétablir la vérité face à qui tu es.

Et si s'accepter et arriver à s'aimer commençaient tout d'abord par les mots que tu utilisais à ton égard ? Combien de pensées positives te traversent l'esprit en une journée face à toi-même et à ta vie ? Au contraire, combien de pensées négatives envahissent ton esprit ? Tu ne peux pas contrôler toutes tes pensées, mais le fait de leur donner vie via ta voix, sous forme de mots qui résonnent dans tes orteils puis refont un tour dans ton cerveau, les rend deux fois plus forts. Alors, à quelles pensées décides-tu de donner vie chaque jour ?

Le cerveau est gourmand et se nourrit de ce qu'on lui donne sans se poser trop de questions. À force d'être confronté à quelque chose, ton cerveau finira par l'enregistrer. C'est le même mécanisme que lorsque tu mets en place une habitude. Le fait de répéter une action plusieurs fois la rend ainsi plus facile les prochaines fois, car le cerveau la gardera fermement en mémoire. Alors, quand tu te répètes tout le temps « Je suis moche », « Je suis gros/grosse », « Je suis trop maigre », « Je ne suis pas assez bien », le cerveau garde ces affirmations sous serrure pour être sûr de ne pas les oublier, car il les comprend comme des messages importants et tu finis par y croire de plus en plus à chaque fois. Imagine donc faire l'inverse. Simplement dire chaque jour « Je m'aime », « Aujourd'hui, tu es beau/belle », « Tu as fait de beaux efforts » et petit à petit arriver à enfin changer la manière de te percevoir. Au début, tu trouveras cela étrange de te complimenter chaque jour, ce qui est normal puisque tu n'en as pas encore l'habitude, alors qu'au contraire, faire l'inverse te paraît bien naturel, puisque tu le répètes depuis tant d'années. Tu verras qu'au fil du temps, il te sera plus facile de te complimenter au lieu de te critiquer, car cela sera devenu une habitude nouvelle pour ton cerveau. Je te conseille de le faire face à un miroir pour renforcer encore plus la connexion avec toi-même, te regarder droit dans les yeux, et tu te rendras compte que ce n'est pas forcément une tâche facile. Cela est même un peu bizarre au début. Mais comme toute relation, le contact un à un est important, l'échange via le regard est un élément clé des relations humaines car il dégage tellement d'énergie, et quand cette énergie est positive, elle en devient vraiment puissante.

Finalement, pris dans l'engrenage de la maladie, on peut penser qu'on passe beaucoup de temps à se regarder dans un miroir, mais ici, c'est différent, car quand on le fait sous l'ordre de la maladie, c'est rarement pour se regarder dans les yeux ; le plus souvent, c'est un contact qu'on évite parce qu'on a honte de notre image et l'on dissèque plutôt chaque trait de notre corps, puisque c'est ce qui importe à la maladie. On dit souvent que les yeux sont le reflet de l'âme. Alors, si tu prends le temps de te regarder dans les yeux en oubliant chaque autre partie de ton corps, ce que la maladie redoute, tu ne risques qu'une chose au final : de te reconnecter avec le vrai toi qui est simplement en train d'atteindre que tu lui laisses un peu de place.

Alors, va à la rencontre de ta vérité affirmant qui tu es et ne te laisse pas effacer par l'image de la maladie en enterrant vivant celui que tu es, caché derrière la carrure du mensonge.

Pour atteindre l'amour de soi, il ne suffit pas de dire des mots. Parler, c'est beau, l'amour se prouve par les mots, mais surtout et essentiellement par les actions. Alors, tu peux incorporer cet exercice dans ta routine, qui est aussi une action de décider de s'accorder un temps d'échange avec soi, une manière de commencer à être bienveillant envers toi-même.

10 – LE FESTIN

On dit que l'appétit vient en mangeant, ce besoin primaire que notre corps avait réprimé pendant tant de temps, ce plaisir qu'il avait inhibé pour passer en mode survie.

Lorsqu'on recommence à manger dans le but de la guérison en espérant pouvoir retourner à une normalité, nous nous retrouvons face à une période où l'on se sent paradoxalement moins normal. On commence à manger un premier repas, puis un deuxième, un goûter éventuellement, puis un troisième repas avant d'aller se coucher, pour recréer le schéma de l'alimentation qu'on nous a toujours inculqué. Cependant, la nuit, au fond du lit, on se retrouve insatisfait. Mais maintenant que je donne à mon corps ce qu'il me demande, pourquoi demande-t-il encore plus ? Pourquoi la nourriture que je lui donne ne lui suffit-elle pas ? C'est pourtant une quantité normale. Pourquoi en veut-il toujours plus ?

Après avoir fait face à cette faim physique d'un ventre vide dont les gargouillements rythmaient la mélodie de nos journées, on commence à découvrir une faim plus profonde, plus mystérieuse, qui fait encore plus peur : la faim psychique ou encore mentale.

Durant la période de restriction, notre corps a perdu tout équilibre. Il est devenu comme un tourbillon de feuilles dans une tornade, toutes les hormones sont sens dessus dessous et manger ne calme pas cette tornade, au contraire, on a l'impression qu'il ne fait que l'activer encore plus. Pour comprendre cela, nous devons revenir aux bases. Les troubles du comportement alimentaire sont des maladies mentales, ce qui implique que la graine qui les alimente est mentale. La faim physique qui en découle n'est donc que la conséquence de cette faim mentale qui se crée par les multiples restrictions que nous nous sommes imposées pendant tout ce temps. Alors on se retrouve à manger, à manger et à manger, et nos pensées restent encore tournées vers la nourriture. Alors, oui, cela fait peur. Ça fait flipper de voir que l'on peut manger pour deux, pour trois autour d'une table où les gens nous regardent sans comprendre comment on arrive à avaler autant de nourriture. On se retrouve encore une fois dans ce cercle sans fin de la comparaison à autrui. Il est normal pour ces personnes de ne pas nous comprendre ; après tout, elles n'ont pas passé des mois, voire des années, à affamer leur corps, à affamer leurs pensées, à affamer leur humanité, mais ces regards ne veulent en aucun cas dire que notre comportement est anormal. Ce temps de faim extrême est surtout psychique, mais aussi physique en même temps. Notre corps est tellement en déficit d'énergie qu'il a besoin de beaucoup plus d'énergie pour réparer les dégâts qu'il a subis, au contraire d'une personne ordinaire. Pensons à une maison abandonnée depuis plus de cent ans et une nouvelle maison qui vient d'être construite : laquelle demandera plus d'énergie, plus d'investissement, et coûtera cher pour la rénover ? Bien évidemment, c'est la vieille maison, et c'est le même raisonnement avec notre corps. Chaque cellule abîmée dans cette bataille a besoin d'être reconstruite avec plus d'attention qu'une autre personne moins abîmée.

Tu te demandes sûrement quand cela s'arrêtera, quand est-ce que cette faim se calmera, dois-tu t'arrêter quand tu es revenu à un poids correct ? Je te dirai non, ne t'arrête pas si la faim mentale est encore là. Ne t'arrête pas s'il y a encore ces aliments interdits que tu ne t'autorises pas. Ces moments sont des occasions de te challenger, il faut aller à ton rythme, mais vas-y. Mange ces quantités astronomiques si c'est ta faim et ton envie. N'aie pas peur de vider tout le paquet de biscuits, de manger une baguette entière de pain, de manger plus d'une pizza entière rien qu'à toi. Il n'y a pas de délai exact où ta faim se régulera, c'est très variable entre les personnes, alors écoute-toi et tu le sauras.

Ce décalage entre ton corps qui avance plus vite que ton cerveau, qui lui est encore à la traîne et rempli par ses peurs, est tout à fait normal, il faut que tu l'écoutes. Le moment d'arrêter se fera naturellement, la tornade se calmera petit à petit et tu n'auras plus à vivre ces courants d'impulsivité qui te poussent à manger encore plus. Mais tout simplement, un jour, tu te rendras compte que tu te réveilles, que tu manges un repas, puis deux, puis un goûter éventuellement, puis un troisième avant d'aller te coucher, et le tout en étant aujourd'hui satisfait. C'est alors le signe que ton corps et ton mental ont trouvé un point d'équilibre où ils peuvent cohabiter et s'entendre sur leurs envies et besoins. Comme quand on essaye d'oublier une personne qui a fait partie de notre vie ; au début, on ne peut pas s'empêcher de penser à elle, puis on se réveille un jour et on se rend compte qu'on n'a plus pensé à elle depuis déjà un moment, que la douleur ne fait plus aussi mal, et c'est là qu'on voit la magie du temps.

Alors, cette phase que tu traverses est TON moment, tu le fais pour TOI pour récupérer TA vie. Ce n'est plus le moment où tu dois te laisser encore envahir par le regard des autres comme tu l'as déjà fait et qui t'a sûrement mené au plus bas. Mais c'est le moment d'apprendre à te concentrer sur toi-même et à enfin t'écouter, réapprendre à te connecter avec ton corps, tes pensées, tes envies, et à te poser en priorité sur la liste de ta vie. Alors, une chose que je veux que tu retiennes est de vivre ton moment à fond. Fais-le pour qu'il ne dure qu'un moment et que ce soit le dernier, celui qui boucle la boucle du cercle vicieux pour de bon et que plus jamais il n'y ait de retour en arrière. Ne laisse pas l'obstacle de quelques chiffres te barrer la route vers ta liberté et ta guérison. C'est le moment d'enfin donner la main à ton corps et de lui faire confiance.

Alors, oui, tu te verras changer plus ou moins vite, tu te rendras compte que les efforts de tant de temps pour maintenir ce corps sur lequel tu avais tant fantasmé peuvent s'envoler en quelques bouchées de liberté. Tu te réveilleras enfin de ce monde éphémère où tu t'étais gardé prisonnier pour te réveiller et découvrir le monde autour de toi qui a tant changé et voir le nouveau toi renaître.

N'oublie pas ta motivation, pourquoi tu le fais. Rappelle-la à toi tous les jours et tiens-la fermement entre tes mains, car elle sera ta plus grande force lorsque tu auras envie d'abandonner et de retourner en arrière. Alors, maintenant que tu es déjà dedans, vis cette phase entièrement. Rappelle-toi finalement que la vie n'est pas une compétition autour de celui qui mangera le plus ou le moins. « Mange pour vivre, mais ne vis pas pour manger. »

Avertissement : le syndrome de renutrition inapproprié est un syndrome qui peut arriver chez les personnes sévèrement dénutries lors de la réintroduction de la nutrition en quantité trop massive et trop rapide. Ce syndrome peut être grave et c'est pourquoi il est recommandé d'avoir un suivi professionnel lors de la reprise alimentaire.

11 – ALIMENTS INTERDITS

Recommencer à manger est la première étape de la rémission, déjà une peur en elle-même. Une seconde peur que nous devons apprendre à vaincre en réapprenant à manger est pour une bonne partie d'entre nous « les aliments interdits » ou « *fear foods* » comme le disent les Anglo-Saxons. Ces aliments propres à chacun peuvent être une banane, des pâtes ou encore un cookie. Mais pourquoi manger ces aliments et non pas juste recommencer à manger « normalement » tout en mangeant « sainement » ?

La guérison contient de multiples étapes, et au fil du temps, enclavé dans la maladie, on ne s'est pas seulement empêché de « manger », mais nous avons classé, inconsciemment ou consciemment, les aliments en « bons » et en « mauvais » (trop gras, trop sucrés, trop caloriques…). Cependant, cette classification des aliments est basée sur de fausses croyances, contrôlée par la pensée malsaine de la maladie et ne reflète pas la réalité des choses. Quelle est la meilleure façon d'affronter une peur ? La réponse est dans la phrase : simplement « affronter la peur ». Par exemple, j'ai longtemps eu peur des chiens et des chats, pensant que si je m'approchais de trop près, ils n'allaient pas m'aimer et j'allais me faire attaquer. Sauf que le jour où j'ai décidé de m'en approcher nez contre nez et enfin oser les toucher, je me suis rendu compte que rien n'avait changé. Effectivement, j'étais encore moi, avec tous mes membres, sans une égratignure, mais finalement, il y avait peut-être bien quelque chose qui avait changé. Cette peur en moi face à ces chiens qui n'était plus là avait été remplacée par ce sentiment de liberté et de joie à me dire que maintenant, je peux approcher des animaux sans avoir peur d'y laisser ma vie et que finalement, je m'étais empêchée pendant tout ce temps de vivre une aussi belle expérience. J'ai simplement décidé de faire confiance à cet animal, de le voir pour ce qu'il était et non l'idée que je me faisais de lui et comprendre qu'il n'y avait rien qui clochait en moi pour qu'il m'attaque moi et non les autres. Alors, certes, il y a quand même une légère différence entre une boule de poils et une boule de glace, mais le processus d'affronter la peur reste le même. Pour faire simple : vas-tu te laisser dévorer par ta peur ou vas-tu la dévorer toi ? Dévorer simplement cet instant qui pourrait être tellement magique sans un petit tiraillement au fond de l'estomac, ces voix disant que tu ne peux pas, que tu y arriveras peut-être un jour, mais pas aujourd'hui, ou que c'est beaucoup trop pour le petit être que tu es.

Ce qui m'a aidée, personnellement, c'était de voir les aliments pour ce qu'ils étaient vraiment, non plus comme des chiffres comme la maladie voudraient que je les voie, mais comme un carburant indispensable à mon corps. Les voir simplement pour le potentiel qu'ils ont réellement en eux, tous ces nutriments qu'ils contiennent. Tel que le gras pour me protéger et aider mes hormones à fonctionner. Des protéines pour récupérer une belle peau, des cheveux et des ongles forts et aider tous ces petits bonhommes de mon métabolisme à accomplir leur boulot pour faire fonctionner mon petit corps. Des glucides pour me donner de l'énergie et aider mon cerveau à réfléchir et enfin pouvoir finir un cours sans devoir aller me coucher en fin d'après-midi parce que je ne peux plus réfléchir. Enfin, des vitamines et des minéraux qui ont tous de multiples rôles essentiels. « **Aucun aliment n'a de limites, mais il faut juste écouter les limites de son corps.** » Notre corps nous envoie des signaux nous faisant comprendre si nous aimons ce que nous mangeons, si nous avons encore faim ou bien si notre estomac est trop rempli, si un aliment nous donne de l'énergie ou au contraire nous fait nous sentir léthargiques.

Lorsqu'on soumet notre corps pendant un long moment à des mécanismes répétés jour après jour, cela construit ce qu'on appelle une habitude. Notre cerveau forme des petites communications entre nos neurones qui s'amplifient à chaque fois que l'on répète une action. Par chance, avec le temps, nous pouvons défaire ces petits chemins et en instaurer de nouveaux. Si l'on se lève tous les jours à cinq heures du matin pendant un mois entier, les premiers jours seront compliqués, mais notre corps finira par s'y habituer. Cependant, si l'on commence à se réveiller à huit heures pendant quelques semaines et qu'on décide à nouveau de se réveiller à cinq heures du jour au lendemain, autant dire qu'on aura plus de mal. Ceci sera plus compliqué parce que le cerveau a abandonné, pendant quelque temps, le chemin du « cinq heures » pour créer celui de « huit heures », et petit à petit, ce premier chemin s'est effacé, ou très atténué, ne laissant qu'une petite trace d'ombre derrière lui. Alors, à chaque étape difficile dans ton combat, pense que tout n'est qu'une question d'habitude et que le travail et le temps paieront. Quand cela devient difficile, tu ne peux être que plus proche du jour où cela deviendra facile.

Notre corps n'est pas quelque chose que l'on devrait limiter à un chiffre, à un type d'aliments, à ce qu'il devrait mériter ou non. Nous ne devrions pas limiter notre corps avant de lui laisser l'occasion de nous montrer ce dont il est réellement capable. Si tu n'as pas cette faim de nourriture, alimente cette faim par tes rêves, tes projets, ce que tu aimerais devenir et entreprendre, et tu comprendras que tu as besoin de nutriments pour accomplir quoi que ce soit. La meilleure thérapie contre une peur, je dirais, est la connaissance. Connaître un maximum de choses sur son adversaire et ses alliés est un élément clé, connaître leurs faiblesses, leurs forces, leurs stratégies. Alors, apprendre davantage sur la maladie, au-delà de notre vécu et par d'autres points de vue. Connaître plus sur le fonctionnement de notre corps, pourquoi il réagit de cette manière et quels sont ses besoins. Connaître plus sur l'alimentation en général, quels sont réellement les bienfaits de tel aliment. Juste atteindre plus. Au-delà d'être un expert dans le domaine de compter les calories plus que n'importe quel être vivant sur cette Terre, travailler pour changer notre vision des choses.

Alors, que se passerait-il si tu acceptais de manger, de te libérer de l'étiquette de la maladie, de regagner une mentalité plutôt saine et un corps de vie, mais au fond toujours être un peu anxieux à l'idée de manger une part de plus, que quelqu'un d'autre cuisine pour toi, de manger un gâteau à toi tout seul, de boire autre chose que de l'eau, de vouloir acheter ce paquet qui te fait tant envie au supermarché, mais finir par le reposer ? Simplement continuer à vivre dans un cercle de restriction, certes pas aussi extrême qu'avant et qui te paraît sûrement à des années-lumière d'où tu étais un jour, mais le fait est que tu ne t'es pas laissé l'occasion de guérir complètement. Alors, non, tout n'est pas perdu.

Tu peux reprendre le chemin et affronter ces peurs jour après jour, un pas après l'autre, sans pour autant rester satisfait d'une vie à moitié vécue. L'important est d'y arriver un jour, mais le but étant de vivre le plus d'années de sa vie libre. Tu penses que c'est « contrôler » de ne pas « manger un peu trop », de ne pas « se laisser tenter devant ce petit gâteau », mais au final, c'est encore une fois te laisser contrôler par tes pensées, par ces aliments, c'est finalement ne pas être totalement libre. Si je te dis cela, c'est parce que j'ai moi-même mis des années avant d'affronter certains aliments qui me faisaient encore peur. J'étais coincée dans ce cercle de manger « sainement » parce que je voulais faire du bien à mon corps ; cependant, j'avais oublié l'aspect mental du processus. J'avais oublié que se faire plaisir chaque jour avec des choses dont nous avons envie est important pour dire qu'on est totalement guéri. Alors, je suis passée de ne jamais avoir une tablette de chocolat chez moi et foncer au supermarché sur un coup d'envie énorme et finir toute la tablette, sans pour autant me sentir mal, parce que je me disais que ceci était mes réserves pour le mois, à aujourd'hui pouvoir avoir trois tablettes et être capable de manger un à deux carrés par jour si tel est mon désir. Alors, rien que le fait d'avoir ces « aliments interdits » dans mes placards envoie un signal à mon cerveau pour le rassurer sur le fait qu'ils ne sont pas des aliments interdits et qu'il peut se servir lorsqu'il en a envie et qu'il n'est pas obligé de finir tout le paquet puisqu'il y en a en abondance. Certes, les premières fois, peut-être que tu finiras tout le paquet, parce qu'il y a beaucoup de temps de restriction derrière, mais petit à petit, tu arriveras à trouver ton équilibre.

Alors, vas-y un pas après l'autre, une confiance jour après jour. Confiance en la vie, confiance en ceux qui t'entourent, confiance en ton esprit et en ton corps. Si je te dis que la véritable vie est à une bouchée près, vas-tu accepter de la vivre pleinement ou vas-tu la peser avant afin de savoir le nombre de jours qu'il te reste et si cela en vaut la peine ? Effectivement, on ne peut pas peser le nombre de jours qu'il nous reste, et si l'on voulait le faire, alors on passerait toute une vie à se prendre la tête pour trouver la méthode magique pour y arriver, exactement le temps que l'on perd à peser une bouchée de plus.

12 – LES RÉGIMES APRÈS LE RÉGIME

Le piège dans lequel il est commun de tomber après une restriction alimentaire est de recommencer à manger tout en restant dans une restriction en pensant que l'on est cependant guéri. Ce qui doit t'avertir, c'est le fait de te diriger vers les aliments « trop sains », « naturels », « sans matière grasse », « sans sucre ajouté », le refus de manger des repas que tu n'as pas préparés toi-même par peur de ne pas savoir ce qui se trouve dedans. Le fait de manger trop sainement et éliminer tout aliment « malsain » est caractéristique de ce que l'on appelle l'orthorexie.

Dans ta tête, tu ne vois pas forcément le problème, puisque tu peux recommencer à manger, en quantité suffisante pour maintenir une bonne santé, mais tout en continuant d'être dans ce cercle de la restriction et la caractérisation des aliments en « bons » et « mauvais ». Ceci ne veut pas dire que tu n'as pas le droit de vouloir prendre soin de ton corps, de ta santé et manger sainement, mais ce qui n'est pas normal, c'est lorsque cette pensée devient obsessionnelle, te limite encore dans ta vie et ne te laisse pas profiter sans te soucier de ce qui se trouve dans ton assiette. Alors, ose, ose manger au restaurant. Laisse tes parents te faire à manger comme quand tu étais enfant. Ose acheter ce paquet de biscuits qui a bercé ton enfance et qui n'est pas « bio, sans sucre ajouté ». Ose profiter de l'onctuosité d'un lait entier, de la tendresse d'un fromage sans matière grasse enlevée. Ose acheter cette boîte de plat préparé pour profiter d'un week-end sans te soucier de cuisiner. Ose vivre à travers toutes les saveurs et textures que t'offre la vie. Ose dire non à l'orthorexie.

Pour ma part, au début de ma guérison, j'ai vécu cette phase d'orthorexie. J'étais au point où je n'achetais même pas des sauces tomate en bocaux pour faire mes propres sauces avec des tomates entières. Dans ma tête, j'étais dans une optique de prendre soin de ma santé. Il est vrai qu'après l'horreur que je lui avais fait subir, je me sentais maintenant obligée de lui apporter uniquement de la nourriture « saine » et éliminer tout ce que, je pensais, le dérangerait d'une manière ou d'une autre. J'étais aussi à fond dans ma phase de documentation, je commençais vraiment à m'intéresser à la nutrition et à l'effet des aliments dans le corps. Finalement, ce qui partait d'une bonne intention a fini par me restreindre dans cette bulle de la restriction alimentaire pendant encore quelque temps et a juste retardé ma guérison.

Je me suis également très vite tournée vers le véganisme, je dirais que c'est même ce qui m'a sauvée de l'anorexie. Dès ma terminale, j'ai supprimé tous les produits animaliers, mais à cette époque, ce n'était que purement dans le but d'une restriction. Alors je ne mangeais que des fruits et des légumes. Puis plus je me rapprochais de ma guérison, plus je découvrais toutes ces recettes végétaliennes, l'abondance de ce monde dont je ne connais qu'une infime partie, et au-delà des magnifiques recettes, je commençais à comprendre réellement ce que voulait vraiment dire le véganisme. Le véganisme n'est pas juste l'élimination des produits animaliers, mais c'est défendre une cause pour le droit des animaux, c'est respecter la vie et la liberté d'êtres qui ont autant de droits que nous, et j'ai fini par être fascinée par ce mouvement et réellement prendre à cœur ce statut de végane, et cette fois-ci, c'était pour les bonnes raisons. Parler de ce sujet reste compliqué à l'heure actuelle pour moi, mais j'aimerais tout de même être la plus transparente possible sur mon parcours, car je sais que d'autres peuvent s'y retrouver.

Alors, aujourd'hui, après presque quatre ans de véganisme, je vis une situation à laquelle je n'aurais jamais pensé être confrontée et des mots que je n'aurais jamais pensé prononcer : je ne suis plus végane et voilà comment je me sens. Je ressens cette culpabilité d'avoir abandonné des valeurs que je prônais durant des heures que j'ai passées à casser la tête de ma famille avec tous mes discours, j'ai l'appréhension du jugement des autres, j'ai l'impression de laisser une partie de moi s'envoler, de perdre un peu mon identité. Mais je sais aussi que c'est parfois en se perdant que l'on se retrouve.

Le véganisme a été cette partie de ma vie qui restera toujours dans mon cœur et j'ai compris qu'il ne fallait jamais dire jamais et peut-être que j'y retournerai dans quelque temps, mais je sais que maintenant, mon temps est d'apprendre à découvrir une autre partie de moi. Le véganisme a fait partie de mon anorexie comme elle m'a sauvée de celle-ci. Je pense qu'on passe tous par des moments de notre vie où l'on veut se reconnecter à la personne que nous sommes réellement, sauf que dans un monde où nous sommes en permanence désignés par des étiquettes, quelle est au final notre identité réelle ? Alors il y a quelques mois, j'ai eu ce besoin de me détacher de ces fameuses étiquettes incluant le véganisme. À travers ces quatre dernières années, j'ai aussi grandi et je pense que j'en suis venue à la réalisation que, oui, le véganisme m'a sauvée, mais ça a aussi été un frein à ma guérison. Un frein dans les limites de ce que je pouvais manger, bien qu'aujourd'hui, des tas de substitution s'offrent à nous et discrètement, au fond, je me demandais toujours si j'avais encore cette peur des aliments animaliers. Je finissais aussi par plus associer le véganisme à la maladie qu'à ma guérison, ce qui a commencé à créer un léger rejet en moi face à ce monde. De nouvelles envies inexplicables du jour au lendemain de manger des produits animaliers se sont fait sentir, un sentiment au fond de moi qui me disait que c'était le moment. Le moment peut-être de boucler la boucle et de dire au revoir définitivement aux restes des TCA encore en moi.

À l'heure où j'écris ces mots, cela doit faire à peine deux mois que j'ai décidé de sauter le pas, de sortir de ma zone de confort, et je pense que je suis encore à la recherche de ce qui m'a réellement menée à faire ce pas. Je pense que cette décision est plus profonde et vient d'un tout, sans citer ici d'autres décisions dans ma vie qui incluent de laisser en arrière certaines choses auxquelles j'étais aussi très attachée. Finalement, j'ai envie de finir en disant qu'on doit se laisser grandir et évoluer sans se laisser enfermer dans une bulle qui nous empêcherait de nous connaître plus en profondeur, dont la bulle de nos TCA. On arrive un jour à un point où l'on fait un tour à trois cent soixante degrés sur nous-mêmes pour devenir un autre nous, l'opposé qu'on n'aurait jamais imaginé être, un nouveau nous pour le pire ou le mieux, juste un nouveau nous pour continuer malgré tout d'être nous. Parce qu'on n'est pas des êtres figés destinés à vivre dans une case. On n'est pas ce qu'on mange, on n'est pas ce qu'on porte, on n'est pas ce que X ou Y dit que nous sommes. Nous sommes et restons simplement nous.

Je précise ici que je ne suis pas contre les « régimes », plutôt disons les « modes de vie », que ce soit végan, végétarien ou autre. Je parle ici de ma propre expérience et de mon propre ressenti, chaque personne est différente avec sa propre expérience et certaines personnes peuvent très bien suivre ce mode de vie pendant leur guérison, même au-delà, et cela peut très bien fonctionner pour elles. La morale ici est de toujours savoir s'écouter, et si l'on ressent quelque chose qui ne nous met pas à l'aise, cette petite voix qui dit que c'est le moment de passer à une étape supérieure, alors il faut creuser. Peu importe si cela nous demande de suivre une route différente, on vit pour soi et il faut arriver à construire la vie la plus confortable possible.

13 – LE SPORT APRÈS UN TCA

Peut-on reprendre une relation saine avec le sport et l'activité physique en général après un TCA ? Ce n'est pas le cas de tout le monde, mais certains connaissent ce qu'on appelle l'hyperactivité. Que ce soit le fait de faire trente mille pas par jour ou deux heures de course à pied tous les jours. Je dirais que ce n'est pas la quantité qui en fait quelque chose de malsain ou mauvais, mais plutôt ce pour quoi nous le faisons. On peut très bien courir un marathon et ressentir chaque pas comme une torture tant physique que mentale, mais aussi le faire tout en appréciant chaque instant et le sentiment de liberté que cela nous procure. La différence entre ces scénarios reste notre motivation. Comme nous réapprenons à rétablir notre relation avec la nourriture, nous devons faire de même avec l'activité physique, comme pour le simple fait de marcher à celui de courir. Comme chaque aliment nous apporte un bénéfice particulier et nourrit notre corps, différentes activités physiques vont nous faire découvrir différentes sensations, nous apprendre différents aspects sur nous-mêmes et nos capacités.

Comment différencier une bonne relation d'une mauvaise vis-à-vis de l'activité physique ? Comme l'alimentation, il faut savoir si cela t'envahit l'esprit de passer quelques jours sans rien faire, si tu culpabilises de ne pas avoir fait assez, si tu compenses derrière en faisant encore plus de sport ou en mangeant moins. Si la réponse est oui à ces questions, alors ce sont des signaux qui doivent t'alerter. Je dirais que l'on peut être très sportif, très actif sans que ce soit pour autant pathologique, même lorsqu'on a eu des TCA dans le passé. Tant que notre but est de devenir plus fort, plus performant, plutôt que de brûler des calories et se dépenser jusqu'à pas d'heure, c'est là la réelle différence et l'importance. Personnellement, je dirais qu'avant de reprendre le sport, il faudrait attendre d'avoir suffisamment avancé dans notre chemin de la guérison. Suffisamment veut dire déjà pouvoir analyser son évolution et savoir où l'on se trouve, à quel point notre mental a évolué. Il faut aussi savoir si l'on associe toujours le sport au fait de perdre du poids, de brûler des calories, ou bien est-ce que maintenant, le sport veut simplement dire passer un moment de plaisir, bouger parce que cela nous fait nous sentir vivants et forts. Et, bien évidemment, il faut être prêt à nourrir son corps face à cette dépense énergétique qu'il va subir.

Pour ma part, j'ai attendu huit mois pour faire du sport. Je me suis inscrite à la salle, mais au fond, ma première motivation était encore physique, alors j'ai arrêté au bout de quelques mois. Puis j'ai repris un an et demi plus tard où, pendant un mois durant l'été, je faisais des exercices tous les jours, et c'est là pour la première fois, même si je suivais des vidéos qui prônaient la « perte de gras », le « ventre plat », que j'ai senti que je m'entraînais pour cette satisfaction que je ressentais après une séance d'avoir tout donné de moi et la sensation euphorique qui te fait grimper au septième ciel. Je sais que je le faisais pour les bonnes raisons, sans me soucier du changement physique qui pour le coup était inapparent. Puis, malheureusement, j'ai arrêté, jugeant ne plus avoir le temps avec mes études jusqu'à ce que je reprenne deux ans après.

Le sport peut être une arme destructrice comme constructive, mais je dirais que c'est une thérapie unique en son genre. Elle nous apaise si profondément, incomparable à aucune autre sensation. J'ai toujours pensé jusque très récemment que je n'aimais pas le sport, que je n'aimais pas courir, que je n'aimais pas taper dans un ballon ; à vrai dire, la seule chose que je pouvais faire pendant des heures était danser, danser et danser pour tout oublier. Tout ceci jusqu'en octobre 2020, où j'ai découvert un sport qui permet de me représenter comme celle que je suis réellement au fond. Elle me permet de retranscrire ma force mentale en une force physique, en quelque chose d'appréciable, de palpable.

Alors j'ai commencé la musculation où ces pauvres haltères de dix kilos me paraissaient énormes pour un petit être comme moi, si lourds dans mes petits bras, mais je savais que j'étais en train de tomber amoureuse avec les poids. À vrai dire, je me rappelle que depuis petite, j'ai toujours su que j'avais un corps de pierre, jamais peur de porter plus gros que mon petit gabarit. Alors, monter de quatre kilos à six kilos, à sept kilos, puis huit, dix, douze, seize, vingt… que ce soit à cinq heures du matin ou à vingt heures, mais toujours avec la vision d'arriver à porter plus de cent kilos un jour. L'envie aussi de faire une compétition autour de personnes monstrueusement fortes, d'admirer les tremblements de leur corps devant une barre qui représente tellement de choses différentes pour chacune d'entre elles. Une barre portant le poids de leurs rêves, leurs difficultés, leurs souffrances, leurs fiertés… mais qui ont chacun décidé de relever le défi de la barre, le défi de la vie. Puis pouvoir moi aussi y laisser à mon tour tous mes membres tremblants au poids du maximum que je peux soulever à un instant T. Si un jour tu penses ne pas pouvoir supporter le poids qui pèse sur tes épaules, pense au poids qui te paraissait impossible hier et qui aujourd'hui est aussi facile que de t'échauffer avant de courir. Alors, depuis, mon but, chaque jour, est de viser plus haut, plus lourd, me dépasser à chaque instant, découvrir à quel point mon corps peut changer, à quel point il peut devenir fort de jour en jour, plus musclé de semaine en semaine, plus résistant de mois en mois et être mon allié pour mon combat. Alors j'aime suer toutes les gouttes de mon corps, pleurer de bonheur devant chaque progression, pleurer à cette dernière répétition, pleurer en visualisant mes rêves et visions, tout en sentant cette douleur à chaque mouvement. J'aime cette douleur, une douleur qui ne me paraît pas comme telle, mais plutôt comme une caresse.

Comme si finalement, mon corps me remerciait de lui laisser enfin me prouver ce dont il est capable, d'arrêter de lui poser des limites avant de lui avoir laissé une période d'essai. Comme s'il me pardonnait enfin de l'avoir maltraité dans le passé.

Puis aussi courir. Courir dans le froid, dans le vent, sous la pluie, au milieu de ces dizaines de gens que mon cerveau décide enfin d'ignorer pour me sentir seule. Seule comme un éclair qui frappe au milieu de la foule au bruit de ses pas, comme une flèche fonçant tout droit, prête à atteindre la cible qu'elle vise. Comprendre finalement pourquoi je nourris mon corps : pour m'aider chaque jour à me dépasser, que ce soit dans un sport qui m'amine corps et âme ou encore pour m'aider à réaliser tous mes rêves pour lesquels je dois encore travailler. Peu importe ton sexe, ta carrure, ton âge, ton histoire, ce que tu possèdes, tes moyens, ce que les autres pensent, comment la voix dans ta tête essaye de t'arrêter, au final, il ne restera toujours que toi et toi-même. Tu as la clé du possible et de l'impossible. Tu décides de la porte que tu veux traverser, tu décides de t'y mettre un jour ou de commencer ce jour. Tu décides d'utiliser les outils à ta disposition pour t'affaiblir, te détruire, te rabaisser, avoir peur, ne pas oser, te laisser tomber, ou bien tu peux utiliser ces mêmes outils pour te tendre la main, te relever, devenir ton propre coéquipier. Finalement, décider de faire de tes faiblesses une forteresse, la plus haute possible pour que jamais tu ne t'arrêtes de grimper.

Alors, oui, c'est possible de tomber amoureux du sport, même quand un jour il était là pour te tuer. Aujourd'hui, il peut devenir une source de vie et un symbole de force et de victoire face à la maladie, face à la personne faible et sans vie que tu étais avant. C'est possible de voir outre l'aspect physique, de suivre des séances de fitness sans attendre en retour les promesses faites, mais juste de le faire parce qu'on s'éclate à le faire, simplement trouver un sens au mot « plaisir ».

Alors, où en es-tu avec ta relation avec le sport ? Je sais qu'au début, cela peut faire peur, peur de retomber dans ces idées malsaines, mais je pense qu'il faut apprendre à se faire confiance, s'écouter, se laisser emporter pour être prêt à tomber de nouveau amoureux de la vie. Comment ? Juste en t'autorisant à le faire. **Alors, ton bon moment sera quand le sport rimera avec plaisir et liberté et non plus punition ou obligation.**

14 – QUAND ÇA DEVIENT DUR

Aujourd'hui, j'ai encore tout fait de travers.
Je ne vois pas le bout de ce calvaire.
Encore un jour où j'essaie pourtant d'être fière
Fière de ce parcours le moins linéaire.
Je me dis « tu verras bientôt le soleil ».
Mais là, j'ai juste envie de mettre ma vie en veille.

Je te l'accorde, le chemin vers la guérison est loin d'être simple. Il y aura plein, beaucoup, trop de jours où tu te demanderas peut-être si tout cela en vaut la peine tout en sachant profondément au fond de toi la réponse. Des jours où le regard des autres pèsera plus dans la balance que toutes ces citations positives dont tu essayes de te bourrer l'esprit. Des jours où hier paraîtra plus simple et où tu te demanderas pourquoi aujourd'hui c'est si difficile. Des jours où la pression de réussir ta route parfaitement sans embûche te pèsera. Des jours où tu continueras d'aller au lit le ventre vide ou au contraire le ventre prêt à exploser et tu auras la sensation d'avoir échoué, de ne pas mériter, tu te sentiras tellement nul(le) de te préoccuper l'esprit pour quelque chose d'aussi futile que ton apparence, d'aussi normal que la nourriture.

Laisse-moi te dire qu'absolument toutes les personnes décidant de prendre cette route, de prendre leur vie en main, de payer leur caution de sortie de cette prison des TCA vers la liberté, ont eu un chemin très dur. Elles sont passées par les mêmes doutes que toi, même si de l'extérieur, ce qu'elles montrent semble faire croire l'inverse.

Pourquoi se battre si c'est tellement difficile ? Mais pourquoi rester avec un TCA, alors que ce n'est pas facile à vivre non plus ? On a beau avoir trouvé une sorte de pseudo-réconfort dans la maladie, ce réconfort qui n'est en fait que le reflet de nous-mêmes, anesthésié, pour ne plus avoir à faire face à la douleur de cette vie sans vie qui est le résultat déguisé des promesses de la maladie. Alors, qu'est-ce que l'épreuve de juste essayer de faire les choses autrement pour essayer d'avoir une vie digne d'être appelée ainsi, alors que tu as déjà tellement surmonté en laissant ta vie être dictée par les lois de ces troubles alimentaires. Si tu essayais, juste tentais d'aspirer à plus, à ce que tu mérites réellement, si tu te laissais juste redécouvrir cette bouffée d'énergie que tu as perdue depuis longtemps, d'afficher un sourire sur ton visage qui reflète le poids libéré de tes épaules. Si tu te laissais juste un instant regoûter aux saveurs de la vie, replonger l'histoire d'une fraction de seconde dans ces moments où tu n'avais à te soucier d'aucune bouchée que tu avalais, d'aucun vêtement qui habillait ton corps. Ferme les yeux et imagine cet instant et à quel point il te manque. À quel point il te paraît si lointain, ce que tu donnerais pour seulement revivre un bout de cet instant d'innocence, de liberté, ce moment où ton corps était en vie et non en mode survie. Et si seulement tu adorais ces sensations, alors qu'est-ce qu'il te coûterait de continuer un peu plus jusqu'à un jour te réveiller et que tu te retrouves replongé dans ce monde pour le restant de tes jours.

Tout le monde étant passé par là te dira que c'est difficile de s'y plonger tout en gardant la tête haute tout le long du processus. Mais personne ne te dira avoir regretté de l'avoir tenté, d'être allé jusqu'au bout. Cependant, je suis certaine que celles et ceux n'ayant pas essayé regretteront un jour de ne pas avoir fait juste un pas de plus. Comme toute chose dans la vie, on ne regrette bien souvent que ce que nous n'avons pas eu le courage de faire. Toutes ces actions, qui auraient pu être les fondements d'un rêve, se retrouvent maintenant enterrées dans l'univers des oubliés. Alors, laisse la place au doute quand il se présente, à la fatigue quand tu n'en peux plus, laisse-toi l'occasion ne pas être parfait et d'échouer, mais finis par te relever.

Toutes ces choses que tu recherchais à travers la maladie, en tombant aveuglement dedans ou peut-être en toute conscience, toutes ces promesses qui au final résultent en une grande désillusion, toutes étaient à la portée de tes mains dans la vie et la santé que tu avais déjà. Alors, ouvre les yeux tant qu'il n'est pas encore trop tard. En fait, il ne sera jamais trop tard pour toi d'essayer. Tant que l'air est encore dans tes poumons, peu importe la force qu'il te reste, tu peux encore essayer. Peu importe ton IMC, si l'on te dit que ton cas est sévère, peu importe le nombre de sondes qui ont servi à te nourrir, ni le nombre d'hospitalisations, ni le nombre de crises de boulimie que tu fais par jour. Peu importe les nombres. Parce qu'il n'y aura que toi pour enclencher le processus, si seulement tu le veux toi. Alors, n'écoute jamais personne, médecin ou pas, te dire que tu es condamné à la maladie pour toujours, qu'après dix ans, il sera impossible pour toi de retrouver une quelconque liberté ou normalité autour de la nourriture, que tu seras toujours en train de subir.

Ne laisse jamais personne briser tes espoirs et tes rêves avant de les avoir réalisés. Les autres ne verront que la partie visible de l'iceberg, mais toutes tes batailles diurnes et nocturnes, seul toi les connais et seul toi te connais. Si tu en es arrivé là dans ta vie, si tu es encore en vie, peu importe l'état, ne doute pas, tu es fort(e) d'emblée. Alors, commence à croire en toi et pour toi. Pourquoi ? Parce que tu mérites aussi simplement de vivre.

15 – RETROUVER LA LIBERTÉ

Peu importe où l'on se trouve dans la vie, nous cherchons tous à être heureux, à trouver ce chemin qui nous amènera enfin vers la voie de la liberté.

On ne devient pas automatiquement heureux et plus libre après un TCA, mais on reste toujours en quête, on cherche, on fouille, on traverse les vallées pour enfin atteindre ce chemin.

Un des travaux les plus importants lors de la rémission est d'apprendre à lâcher prise. Chose compliquée lorsque, pendant longtemps, la seule chose qui nous importait était de faire tout le contraire, seulement de contrôler et ne laisser aucune miette nous passer sous le nez. En revenant à la vie, nous revenons à la réalisation que chaque chose doit reprendre sa place. Notre cerveau doit reprendre le contrôle sur lui-même, et notre corps remettre en route sa machinerie pour retrouver l'harmonie et devenir un être à part entière. Ce lâcher-prise se fait pas à pas et il est important de s'entourer des bonnes personnes qui te comprennent plus ou moins et surtout ne te jugent pas, celles qui te poussent à te dépasser, qui ne te mettent pas la pression, qui t'encouragent et voient les efforts que tu fais. Il est aussi plus facile de passer certaines étapes en étant accompagné, comme manger cet aliment qui te fait encore peur en étant entouré de personnes saines d'esprit et de corps qui vivent aux mouvements de leurs simples envies. Tout le monde n'est pas forcément entouré physiquement, mais il y aura toujours de l'inspiration à rechercher autour de toi. Par exemple, quelqu'un que tu admires par les œuvres qu'il entreprend, par l'énergie qu'il investit dans ses projets, par les paroles inspirantes qu'il transmet.

On nous dit que pour être heureux, il faut voir le positif dans tout. Alors, même à travers une épreuve aussi rude qu'un trouble du comportement alimentaire, oui, nous pouvons apprendre à voir le bon qu'il nous a apporté. Je me demande souvent, si je n'étais jamais passée par cette épreuve, qui je serais aujourd'hui et surtout à quel niveau serait l'amour que je me porterais à moi-même. J'ai appris à m'aimer, non pendant mes TCA comme je l'aurais pensé en atteignant un goal physique, mais quand j'ai réalisé que je me tuais à petit feu et que j'ai enfin accepté de me sauver, ce sauvetage qui signait le pacte de la fin d'une guerre et la collaboration avec moi-même. J'ai appris à m'aimer pendant ma renaissance, à simplement laisser tomber ce qui me torturait et me laisser être qui j'étais, qui mon corps avait envie d'être, qui je rêvais d'être. Parce qu'au fond, j'ai réalisé que personne ne se souciait réellement de mon apparence, de l'étiquette derrière mes vêtements, de la longueur de mes cheveux. J'ai réalisé que tout le monde traversait sa route au passage piéton en ne fixant qu'un bonhomme, celui qui passe du rouge au vert, pour continuer leur chemin. En réalité, personne ne se souciait de moi, qui pourtant restais au fond toujours au rouge stagnant sur ma propre route. J'ai appris alors moi aussi à passer au vert, à avoir de la compassion pour moi-même, à être plus compréhensive, plus indulgente, plus douce, j'ai appris à me dire « je t'aime ».

Je n'aurais sûrement pas eu les rêves que j'ai aujourd'hui et découvert les passions que j'ai découvertes grâce à ce vécu. Je ne me battrais sûrement pas pour les mêmes causes et ne ferais pas passer ce message d'espoir que j'écris à travers ces centaines de pages. Je n'aurais pour sûr pas autant grandi sans tout simplement cette énième expérience dans ma vie.

Alors, je ne dis pas qu'il faut avoir des TCA pour apprendre à s'aimer, mais plutôt apprendre à en sortir plus fort et apprendre à arriver au point qui ne te fera plus rechuter. Simplement ne pas rejeter ton vécu, mais l'utiliser à ton avantage. C'est un travail investi de chaque jour, enfin accepter d'être nous-mêmes, accepter d'être une personne de plus sur cette planète, une différence parmi des millions, se mettre au-devant de notre propre scène, jeter cette peur par la fenêtre d'un grand coup et faire les choses enfin à notre manière. Comprendre que nous sommes et

serons la seule et unique personne fidèle à notre vie, alors pourquoi la détester ? Pendant longtemps, je me concentrais sur
mon bien-être spirituel, mental, avoir une attitude positive, mais
j'oubliais de me concentrer sur mon bien-être physique. Je me
disais que ce n'était pas grave si mon corps était malade, tant
que j'étais bien et forte mentalement, mais comment pouvais-je
être bien mentalement si physiquement je n'étais qu'un bout de
la mort ? J'ai alors compris la raison pour laquelle je n'arrivais
jamais à être comblée. J'ai compris qu'on ne peut pas dissocier
un être, qu'on doit s'en occuper entièrement, tant spirituelle-
ment que mentalement et physiquement. Parce que le corps
humain est bien plus complexe, nos pensées, nos attitudes, nos
croyances, tout ce qui est dans notre tête influe par plusieurs
mécanismes sur notre corps et vice-versa, notre corps influence
de plusieurs façons notre bien-être psychique. Alors, pourquoi
essayer d'enlever une partie de nous, de ne se regarder qu'à moitié ? C'est peut-être pour cela d'ailleurs que nous ne voyons pas
tout le potentiel que nous avons, tout ce que nous sommes,
parce que nous n'acceptons pas de nous regarder entièrement.
Je finirai par résumer simplement que pour être heureux, il ne
faut pas avoir peur. Plus concrètement, il faut juste se lancer
malgré la peur et simplement vivre, surtout se laisser être heureux sans mérite, puisque le bonheur n'est pas un mérite, mais
fait simplement partie de la vie et d'une personne. Parce qu'on
se met trop de barrières qui nous freinent et il faut juste laisser
faire. Se laisser être aimé, se laisser le droit de mériter. Laisser
faire la vie, laisser faire nos envies, laisser notre énergie s'exprimer et de fil en aiguille se laisser porter par qui l'on est.

16 – COMPATIBILITÉ ENTRE GUÉRISON ET RECHUTE

J'ai rechuté à l'appel de l'addiction.
J'ai encore perdu la raison.
Comment ? Je ne peux pas l'expliquer
Elle sait si bien quand venir s'installer
Quand je suis seule, au fond du trou
Elle rentre dans ma tête, et me donne rendez-vous.
Voilà je perds pied, comme une feuille de mi-octobre
Je crois que je ne suis plus sobre.
Mais chaque chute a sa victoire
Je n'abandonnerai pas, jusqu'à l'avoir.

Guérir d'un trouble du comportement alimentaire veut-il dire qu'il n'y aura jamais de rechute ? Mais avant de répondre, qu'est-ce qu'une rechute ? Si l'on regarde la définition même du mot dans le dictionnaire, une rechute est définie comme « la reprise évolutive d'une maladie qui était en voie de guérison ». Ce que l'on peut remarquer ici, c'est que la guérison inclut la rechute. Une rechute n'est pas une mauvaise chose en soi. C'est par elle que nous apprenons à nous relever, comprenons nos faux pas, voyons les difficultés, savons déterminer nos failles pour changer de stratégie pour finalement y arriver. Si tu chutes une fois, tu n'auras plus peur de la deuxième ou dixième fois. Tu verras que chaque chute sera de plus en plus espacée et te mènera vers le temps où tu ne chuteras plus. On a toujours chuté beaucoup de fois dans la vie, échoué des centaines de fois avant de réussir quelque chose. Par exemple, pour apprendre à marcher quand nous étions petits, apprendre à parler, à écrire, mémoriser une poésie par cœur, on s'est trompé plusieurs fois avant d'acquérir le bon geste. C'est d'ailleurs, ce qui est appris en premier dans les sports de combat, savoir chuter. Ceci est ton sport de combat à toi, alors apprends à chuter pour mieux te relever.

La guérison est un chemin qui n'est pas linéaire. Comme toute route dans la vie, il y a une partie plus ou moins plate et facile à traverser dans laquelle nous nous sentons à l'aise et une partie faite d'embûches où l'on rebondit. Parfois, on rechute après une phase où l'on pensait s'en être sorti, on vivait très bien, et un jour, on se sent mal, on passe par un moment d'angoisse, de dépression où l'on se sent perdu et nous replongeons un instant dans nos anciens démons. Cette rechute n'est pas liée à une envie de perdre de nouveau du poids, par exemple, mais on retourne vers ce qui un jour nous a donné un sentiment de contrôle, de rassurement, de soutien, un petit cocon où l'on pouvait s'évader et être maître de notre propre souffrance. On rechute parce qu'on n'a pas encore appris à faire autrement, à trouver notre réconfort ailleurs.

Et si l'on se posait seulement deux minutes avant d'agir. Un instant juste pour se regarder en face et se demander à nous-mêmes : pourquoi ? Pourquoi, aujourd'hui, je retombe là-dedans alors que j'étais très bien dans tout le chemin que j'ai parcouru et l'équilibre que j'avais trouvé ? Il faut te demander la réelle motivation à ton action. Est-ce juste une question de physique ou bien est-ce parce que tu cherches un moyen de t'évader de tes soucis ? Est-ce un moyen de te punir toi-même parce que tu te sens coupable de quelque chose ?

Si j'écris sur ce sujet, c'est parce que j'ai moi-même vécu la rechute et je vois des personnes la vivre et se sentir tellement coupables sans savoir qu'elle fait partie du chemin. Alors, au moment où j'ai regardé le reflet de mon corps à nouveau affaibli dans le miroir après une crise de boulimie, cette fois en toute conscience des souffrances que je lui infligeais, je me suis demandé si je méritais réellement de me torturer comme cela. Je me suis demandé quel était le réel mal-être si grand en moi qui me poussait à commettre une telle action ? Avais-je réellement envie de retomber dans ces TCA qui ne m'attiraient pourtant plus ? J'ai alors décidé de me concentrer sur ma douleur, de l'analyser, de la comprendre, de me laisser la vivre, la ressentir et de trouver la solution à celle-ci et non de la subir et essayer de m'en échapper par des moyens non appropriés en essayant d'étouffer les souffrances en me faisant du mal.

Alors, certains rechutent, d'autres jamais, mais cela ne veut pas dire que l'on a tout gâché, que l'on ne guérira jamais et qu'on doit se laisser sombrer à nouveau. Tu as un avantage aujourd'hui par rapport à hier : savoir les conséquences de tes actions et du chemin lourd que tu as traversé pour t'en sortir et en arriver où tu en es aujourd'hui. Un chemin qui t'a rendu fier de l'avoir parcouru, d'avoir trouvé la force d'abandonner cette addiction. Tu sais aussi finalement, en toute honnêteté avec toi-même, que cela te cause plus de tristesse et de mal-être, surtout sur le long terme, que de bien, et que ce « bien » ressenti en l'instant d'une fraction de seconde n'est qu'éphémère et idéalisé.

Je dirais que chacun d'entre nous peut créer sa propre vision de ce qu'est la guérison d'un trouble du comportement alimentaire. En effet, chacun est différent et a un vécu qui lui est propre. Alors, pour certains, ils seront guéris un jour pour plusieurs années, et lors d'une rechute à un instant imprévisible, ils ne se considèreront plus l'être et se laisseront définir comme malades à nouveau. Alors que pour d'autres, guérir veut simplement dire vivre ses journées, ses mois et ses années sans que les mauvaises habitudes et pensées malsaines les envahissent jour et nuit, et peu importe si un jour, lors d'un détour un peu étroit, ils croisent à nouveau l'ancien chemin d'une crise, d'une pensée obsessionnelle, si au bout du compte ils arrivent bien vite à retrouver leur chemin.

Si l'on a peur d'essayer de s'en sortir, ce n'est pas forcément parce qu'on a peur de cette chute, mais ce qu'on craint, c'est d'être de nouveau pris dans le piège de la maladie. On ne perd rien à essayer de s'en sortir, car on est déjà dans la maladie, on la connaît déjà, elle ne devrait plus nous faire peur. Chuter ne nous avance pas plus vers la maladie, mais au contraire nous en éloigne. On se rend compte chaque fois, de plus en plus, qu'elle nous dégoûte, qu'on veut une vie sans elle, et cela nous donne encore plus la force de nous battre. Aucun nombre de rechutes ne peut t'empêcher un jour de guérir pleinement si c'est réellement ce que tu veux au fond de toi. Cette envie sera ton arme et je ne le répèterai jamais assez. Alors accepte ces rechutes parce qu'elles font partie du processus de la guérison, plutôt que de rester dans la peur. Utilise cette peur à ton avantage. N'aie pas peur de retomber dans la maladie, car sinon, tu resteras au même point, spectateur de ta peur, à l'observer sans agir. Aie peur, au contraire, de ne pas guérir, deviens acteur de ta guérison et tu avanceras pour donner le meilleur de toi-même.

Une fois que l'on a pleinement décidé de notre propre compte de rentrer dans ces étapes de la guérison et retrouver la vie, nous ne sommes plus la personne que nous étions plus tôt quand nous étions touchés par cette maladie. Cette fois-ci, nous avons pleinement conscience de nos actions, de nos pensées, une mémoire de notre vécu et un dégoût pour ce que l'on a subi. Alors, au fond de nous, une partie luttera, acharnée, pour nous faire reprendre pied lorsqu'on trébuche, et c'est elle que l'on doit écouter. Parce que l'on devient toujours plus fort lorsqu'on renaît de nos cendres, lorsqu'on a déjà traversé la vallée de la mort. Aujourd'hui, tu as le choix et le droit de dire non à la maladie et de chercher une autre solution, de creuser plus en profondeur ton mal-être et d'affronter le problème, de savoir et de te dire que tu es capable de l'affronter autrement et non avec la solution de facilité. Tu as l'option de choisir un autre chemin que l'enfer que tu as déjà vécu.

Tu as le droit de dire que tu t'aimes et que non, tu ne mérites pas de t'auto-infliger cette souffrance.

Tu as le droit d'écrire la vie que tu souhaites pour toi et non de te coller l'étiquette de la maladie pour toute ta vie. Tu as le droit de te voir et de vivre étant guéri. Et n'oublie pas que la rechute fait partie intégrante du chemin de la guérison.

17 – LA GUÉRISON PARTIELLE

Toutes les guérisons ne se valent pas, elles sont différentes selon les personnes, mais toujours avec le même objectif de retrouver un terrain d'équilibre avec soi-même et la nourriture. On s'imagine qu'au bout du chemin, on sera libre comme l'air, comme ces personnes que l'on appelle « normales », comme si nous étions un être coincé sur une planète à des années-lumière de la compréhension humaine où nous n'étions nous-mêmes plus en capacité de comprendre les autres. On espère au final qu'une chose : pouvoir manger quand on a faim, arrêter quand la faim n'est plus là, que le fait de ne pas connaître les calories des bouchées qu'on ingère ne nous donne plus cette boule au ventre, de pouvoir faire du sport parce qu'on adore cela et non se sentir obligé, que la nourriture ne soit pas notre constante pensée du lever au coucher, de profiter des moments en famille et entre amis sans culpabilité après avoir un peu trop mangé.

La guérison partielle : quand un élément passe à la trappe et qu'elle a encore une de ses épines en nous. Un poids qui revient dans la norme, une alimentation qu'on semble gérer, mais on évite de s'autoriser plus qu'une certaine quantité, on ressent encore parfois cette culpabilité de manger un aliment dit « mauvais » pour nous, ou de ne pas avoir fait assez de sport dans la semaine. On continue d'avoir parfois des formes de restriction, même sans se l'avouer. La comparaison entre avant et maintenant est sûrement comme la lune et le soleil, mais quelque chose sonne encore faux.

La guérison partielle n'est pas une mauvaise chose, elle fait partie du processus. Sur le chemin vers la totale guérison, on sera forcément à un moment à cinquante, soixante-dix pour cent avant d'arriver à cent. Mais se peut-il qu'on reste coincé à un petit quatre-vingts pour cent sans arriver à se libérer complètement ? Tout va dépendre à combien de pour cent tu te donnes dans ce chemin, quelles sont les limites que tu continues de t'imposer, les barrières que tu n'oses pas casser, les peurs que tu t'interdis encore d'affronter.

Si je devais te donner un seul conseil dans ce chemin, ce serait de le faire à fond, de tout donner, d'aller affronter chaque peur, de goûter à chaque bouchée de nourriture que tu as exclue. Après tout, il n'y a pas de temps défini à la durée de ta guérison, alors prends ton temps pour mener chaque bataille et savourer chaque victoire. Parce que ce temps est le tien, celui consacré à récupérer ta vie, ta vie entière et non à moitié, alors fais les choses en entier, donne tout. Je ne veux pas que cinq ans plus tard, tu te réveilles et tu te rendes compte que tu te disais guéri, mais qu'il y a encore plein de détails sur lesquels tu n'as pas pris le temps de travailler. C'est une erreur que j'ai faite, de vouloir accélérer le processus, sans vraiment prendre le temps de savourer chaque instant pour tout donner. Alors, j'ai fini par prendre du temps en plus par la suite pour travailler sur tout ce que j'avais laissé de côté. Alors, fais en sorte que dans quelques années, tu n'aies plus à te soucier de tout cela, que ce trouble reste une histoire du passé. Ta guérison mérite d'être complète, parce que tu es une personne complète par toi-même et tu ne pourras être qu'encore plus entière à la fin du chemin.

Donc n'oublie jamais de te rappeler pourquoi tu veux guérir, d'où tu viens, ton parcours, les épreuves que tu as déjà surmontées, les efforts que tu fais chaque jour. Souviens-toi de voir les choses sur le long terme parce que sur ce chemin de la guérison, les jours présents sont durs, mais tu ne travailles pas pour un présent plus facile, mais pour la vie que tu espères demain.

18 – UN CHEMIN, UN TOUT

Peut-être que tu penses que si tu commences le chemin de la guérison, tu te retrouveras à essayer de reconstruire ta relation avec la nourriture. Tu apprendras cependant bien vite au fur et à mesure, comme les raisons qui rendent malade, que guérir d'un trouble du comportement alimentaire est beaucoup plus que seulement un rapport à la nourriture. C'est un chemin qui regroupe un passé, un présent et un futur, les autres, toi-même et la nourriture.

Après des mois, voire des années à vivre dans l'ombre de la maladie qui a posé ce voile devant tes yeux, éteignant la connaissance de la personne que tu es réellement, tu devras faire face à toi-même. Tu devras te mettre à nu, vulnérable devant toi et les autres, laisser se fissurer jusqu'à casser ta carapace que tu as construite pour laisser refaire surface la personne que tu as essayé tant bien que mal d'enterrer. Ce n'est pas là une mauvaise chose à appréhender. Au contraire, c'est l'opportunité que la vie te donne pour essayer de te pardonner, de faire la paix avec l'ancienne toi, qui au final est toujours toi, peu importe les mille manières dont tu essayes de l'effacer, tu es une même personne.

Tu essaieras petit à petit de te détacher de cette image corporelle, parce que tu te rendras compte que pour réellement guérir, ton image doit être ta dernière préoccupation. À la place, tu penseras à te concentrer sur autre chose, comme les choses que tu peux faire avec l'énergie que tu retrouves et recentrer ton regard sur l'être entier que tu es. Tu verras les yeux de tes proches s'illuminer par l'étincelle qui renaît en eux à te voir revenir à la vie, à retrouver cette personne qu'ils aiment tant et qui était si perdue et si différente ces derniers temps. Tu te rendras compte à quel point ta relation avec les autres a changé, et à quel point tu n'es plus la même personne dans des situations si basiques. Tu passeras des heures et des heures à travailler sur toi-même pour retrouver confort et sérénité dans ces moments de ta vie.

C'est un chemin fait de beaucoup de rêves, de rêves illusoires dont tu devras apprendre à accepter qu'ils ne soient pas pour toi et rêver de manière plus réaliste à des rêves qui te maintiendront en vie et qui t'accepteront pour qui tu es réellement. C'est un chemin où tu mettras de l'ordre dans ta vie, tu apprendras à trier les gens autour de toi, laisser de côté ceux qui te tirent vers le bas, ceux qui te retiennent prisonnier malgré toi, et te concentrer sur ces gens qui peuvent te mener plus haut, ceci tant autour de ton cercle proche, mais aussi les sources que tu regardes sur Internet. Il faudra alors que tu travailles sur tes croyances, sur les fausses idées que tu t'es ancrées dans la tête. Il faudra arrêter de vouloir faire passer ce que les autres peuvent penser avant ta santé physique et mentale et avant de te laisser l'occasion de te connaître et avoir ta propre opinion sur toi-même. Tu devras être ton meilleur allié et il te faudra apprendre chaque jour à être indulgent, bienveillant envers toi-même.

Retiens bien cela : la durée parfaite de la rémission n'existe pas. Alors, ne te compare plus aux autres qui semblent y arriver si facilement, si rapidement que tu as l'impression d'être à la traîne. La course est finie, tu es maintenant la seule personne à qui te comparer et la seule personne à essayer de surpasser. Garde ton esprit de compétition pour toi à essayer d'être meilleur qu'hier. Mais ne t'en veux pas quand un jour semblera un jour perdu, un jour où chaque effort que tu feras semblera tomber en morceaux. Pardonne-toi seulement et recommence encore une fois. Ton chemin sera fait de beaucoup de « encore une fois », jusqu'à ce que tu n'y penses plus, jusqu'à ce que cette étape fasse entièrement partie de toi et que tu sois capable de la regarder dans les yeux sans être intimidé. Alors, si au bout de six mois, tu es toujours dans le processus et que tu rencontres encore des difficultés, eh bien laisse-moi te dire que c'est normal. Je dirais qu'il faut entre six mois et un an pour avoir expérimenté assez de choses et commencer à être à l'aise dans plusieurs situations. Cependant, tout dépendra de tes efforts de chaque jour, d'où tu viens, des occasions qui se présentent à toi de faire de nouveaux pas, et chaque personne aura un temps différent de guérison.

Mais quand savoir si tu es vraiment guéri ? Après ce timing où tu commenceras à être à l'aise autour de la nourriture, après avoir commencé à t'accepter, tu seras encore sur le chemin de la guérison. Au fur et à mesure des mois suivants, tu pourras voir ta progression, s'il y a encore des peurs auxquelles tu n'as pas fait face et se révèleront encore sûrement des choses sur lesquelles tu devras travailler, mais elles seront plus simples à affronter maintenant que tu as des mois d'expérience derrière toi et un bagage avec les outils pour t'aider. Puis un jour, tu réaliseras que tu peux maintenant avoir une tablette de chocolat, un pot de glace chez toi et ils y restent des semaines sans que tu y touches et que tu finis même par oublier. Tu te rendras compte que tu peux faire tes courses en dix minutes à prendre l'essentiel sans passer une heure à faire dix allers-retours dans le même rayon à déposer et à reprendre le même article parce que se battent deux voix en toi. Tu te retrouveras aussi à danser dans une fête avec un gâteau à la main au lieu de rester cloîtré chez toi par peur ou caché dans le sous-sol à manger dix parts. Puis tu verras que cela fait maintenant des mois, voire des années, que tu n'as plus eu aucune chute ni l'envie de refaire retour arrière, que tes pensées ont changé, et c'est là que tu pourras dire que tu es guéri avec assurance.

Je sais que dit comme ça, mes mots peuvent te faire peur. Il y a sûrement trop de choses sur quoi se concentrer, mais une chose n'ira pas sans une autre. Il te suffira de débloquer la clé d'une énigme pour avancer à la suivante et tout se fera en son temps, un temps parfait pour toi. Alors, n'aie pas peur de prendre le temps de faire les choses à fond, pour toi.

19 – LE CHEMIN OÙ PLANE LE DOUTE

Il viendra sûrement et tu l'as peut-être déjà expérimenté, cette phase où tu es arrivé au bout de tes efforts, où cela fait trop longtemps que tu te bats et tout te paraît en vain. Tu ne sembles pas voir le bout du chemin pointer le bout de son nez, tu sembles ne plus avoir de force ni d'envie, seulement cette impression de rester au même point, collé à une étiquette dont tu veux te débarrasser. Tu as l'impression d'avoir échoué sur toute la ligne.

C'est une situation très inconfortable et déstabilisante, parce que toutes les cellules de ton corps crient en même temps vers toi. Des voix te disant de pousser plus fort, plus loin, de dépasser encore tes limites parce que tu y es presque, et ces autres voix faisant ressortir plus intensément ces défauts en toi que tu cherchais à oublier. Pourtant, tu connais ton chemin parcouru mieux que personne, tu sais où tu en étais il y a quelques mois et où tu te trouves maintenant. Ce gigantesque bond en avant, ces tonneaux de larmes et ces centimétriques sourires sur les lèvres sont juste des petites preuves de tes progrès. Mais regarde ces preuves encore plus grandes. Regarde petit à petit tes pensées changer auprès de la nourriture, ta nouvelle manière d'agir autour d'une table, les moments merveilleux que tu décides enfin de partager et les efforts que tu fais chaque jour pour t'aimer un peu plus, pour te respecter dorénavant, pour t'écouter. Tu avances juste à un rythme parfait pour toi, bien qu'il te paraisse si long.

Le doute est humain et il est rassurant de douter. Cela montre que tu analyses ta situation, que tu te remets en question et que tu veux être la meilleure version de toi-même, mais que tu as peur d'échouer. S'il y a quelque chose d'important à retenir, c'est que c'est en doutant, en changeant ta manière de faire, en testant encore et encore, que tu trouveras chaussure à ton pied. Si tu restes avec le doute de l'existence d'une solution pour toi et avec la peur d'essayer ce qui se présente à toi, tu resteras avec une paire trop petite ou trop grande pour tes pieds, une avec laquelle au final tu ne seras jamais vraiment à l'aise et libre de tes mouvements pour montrer réellement de quoi tu es capable. Alors, ne donne pas raison au doute. Élucide-le, va demander une autre paire et essaye-la jusqu'à trouver celle qui met en avant qui tu es vraiment. Laisse-toi un champ des possibilités immense pour essayer, rater, comprendre, apprendre, grandir, aimer. Laisse-toi cette occasion de vivre sans chaînes, au-delà de cette petite case de ton cerveau, et d'atteindre tes idéaux.

20 – CE N'EST QU'UNE PHASE

Viendront sur ton chemin vers la guérison plusieurs moments inconfortables auxquels tu devras faire face. Dans ces moments, je peux te citer par exemple la prise de poids qui en elle-même est redoutée et inconfortable, mais le fait qu'elle ne soit pas comme tu l'attendais, pas si « harmonieuse » que cela, la rend encore plus inconfortable. Il n'y a pas grand-chose que tu puisses changer de cette prise de poids. Ton corps, après une privation aussi longue, aussi extrême, va uniquement chercher à prendre le poids nécessaire sans forcément le répartir comme tu le voudrais. Il pense d'abord à sa survie, alors que toi, tu penses à son esthétique. Il te faudra alors être patient, et au fil du temps, ton corps trouvera un équilibre. Même si en cours de route, il y a quelques kilos en trop que tu n'avais pas prévus, laisse-toi faire, accueille-le sans jugement, respire un grand coup et dis-toi que c'est provisoire. Si quelque chose se passe, ce n'est pas pour rien. Si ton corps prend encore du poids, alors il en a besoin, et une fois qu'il sera d'attaque pour fonctionner normalement, il se régulera, parce que la guérison ne se compte pas à deux kilos près. Si aussi, après des mois, tu ressens encore une faim extrême, c'est que tu en as encore besoin. Tu ne peux pas en vouloir à ton corps de simplement vouloir te garder vivant, retrouver la santé et l'énergie qu'il lui faut pour vivre. Tu ne peux pas lui en vouloir de se battre pour sa vie.

Je citerai une autre chose à laquelle tu pourras faire face : les problèmes digestifs. Après un long moment sans manger, ou très peu, l'estomac et les intestins, qui sont des muscles, commencent à perdre de leur masse musculaire, comme tout muscle qu'on n'utilise plus. Ils ont perdu l'habitude de recevoir autant de nourriture et la flore intestinale est complètement déséquilibrée. Tout cela peut créer des moments d'inconfort digestif, notamment les ballonnements et une difficulté à digérer certains aliments. En plus, comme la rémission est un changement important pour toi dans tes habitudes, il y a beaucoup de stress et cela impacte aussi ton fonctionnement digestif. Alors, aussi inconfortable que cela puisse être, tu devras laisser faire et lâcher prise pour une fois, laisser ton corps s'exprimer après autant de temps à lui interdire de le faire, le laisser se réparer petit à petit, malgré les peines que cela engendre. Alors, si tu fais face à ces moments d'inconfort digestif importants, tu peux essayer de réduire les repas riches en fibres, comme les légumes crus, les légumineuses, certains fruits, les flocons du petit-déjeuner. Cependant, je ne te conseillerai pas de les supprimer complètement, puisque tu es aussi dans une phase où tu dois affronter la peur des aliments et manger de tout, mais cela peut aider à te soulager.

Sache que tout cela est très commun et en aucun cas tu ne devrais te sentir anormal(e) et seul(e). Tu vis un processus tout à fait normal de la guérison. C'est dans ces moments inconfortables que tu apprendras à être confortable, c'est dans cet inconfort que tu grandiras, que tu apprendras les valeurs de ce qui importe. Tu commenceras enfin à lâcher prise et accepter que tu n'aies pas toutes les cartes en main et c'est très bien comme ça. Tu n'es pas obligé de te sentir bien et d'accepter directement les changements que tu vis, le nouveau corps que tu apprends à découvrir, les nouvelles sensations et les pics d'hormones que tu expérimentes. C'est au fil des mois que tu arriveras à atteindre l'acceptation de qui tu es et arrêter de rejeter chaque partie de toi.

Il faut que tu vives cette phase à fond, que tu mettes toutes les chances de ton côté pour l'optimiser malgré les moments difficiles. Il est important de tourner la page complètement, de s'acheter de nouveaux vêtements parce que tu te sentiras plus confortable et mise en valeur dans des vêtements à ta taille que de t'attacher à ceux qui sont trop petits et te rappellent l'anorexie, car ce sont les vêtements qui sont censés s'adapter à toi, et non toi qui devrais t'adapter à eux. Comme quand tu te sépares de quelqu'un et que tu te débarrasses de ses affaires, il en va de même ici. Tu dois apprendre à te détacher de l'image de la personne que tu étais devenue et que tu n'es plus aujourd'hui, prendre un nouveau départ avec des matins tout frais sans enfiler l'habit qui reflète la maladie chaque jour.

Prends ce temps pour te détacher de ton image corporelle et te concentrer sur les dizaines d'autres choses que tu as laissées de côté lors de la maladie. Il n'y a pas de solution magique à cela, juste faire abstraction, ne pas se figer devant tous les miroirs que tu rencontres, ou porter des vêtements plus amples. Tu pourras ainsi te laisser l'occasion de vibrer de nouveau pour ces passions oubliées, te concentrer sur les gens que tu as négligés, porter ton regard sur les émotions que tu ressens et apprendre à les comprendre, regarder ton intérieur plutôt que ton extérieur. Il est temps de changer ton regard de direction. Si tu gardes ton regard fixé vers un but physique, alors tu n'es pas en train de guérir. Tu auras forcément droit à ces jours où tu as envie de sortir de ton corps et d'abandonner tout ce que tu as entrepris jusqu'ici. Mais ce ne sera qu'un jour au milieu des autres où tu te rappelleras ton pourquoi, celui qui t'a fait débuter ce chemin et qui te maintient malgré les difficultés sur celui-ci.

Tout cela n'est au final qu'une phase. Un pas devant l'autre, un jour après l'autre, tout deviendra plus facile. L'intensité de tes batailles diminuera, l'effort à pourvoir sera moindre, la peur diminuera. Alors, continue de toujours te battre, de garder la tête haute, le regard fixé vers ton objectif, et comprends que tout n'est que provisoire.

21 – MON POURQUOI

On a tous un pourquoi, celui qui rythme nos désirs et passions, celui qui met en nous la raison de nous battre pour atteindre un objectif paraissant dérisoire, insensé, lointain. Une distance aussi lointaine que la réalité où vivent la plupart des gens. Et pourtant, à nos yeux, ce point qu'on fixe sans en détourner le regard un instant est aussi proche que nos artères le sont de nos veines, que nos poumons le sont de notre cœur, il scintille juste là, tout près, à un centimètre de notre pupille. Ce rêve, celui qui incarne le reflet éblouissant du soleil qui nous réveille au petit matin d'un rêve profond, ce rêve endormi, celui qui n'atteindra jamais la beauté de la réalité que l'on vit à chaque instant. Un rêve vivant, éveillé, un rêve doux, mais brutal. Celui qui te fait crier de toutes tes entrailles quand tu donnes ton maximum, des cris de douleur et de soulagement. Un rêve léger tel une plume, d'un revêtement blanc et fin, s'agrippant aux forces du vent, résistant à toute gravité pour continuer de voler le plus loin possible. Parfois, tu régresses, malgré toi, aux dépens des circonstances de la vie et alors s'installe le doute. Finalement, ces circonstances n'auraient pas pu être aussi parfaites pour te rappeler que peu importe si aujourd'hui tu t'arrêtes, une flamme brûle en toi pour plus encore, parce que tu t'es rendu compte que tu pouvais faire plus. Alors, il est dénué de sens de continuer à se limiter à moins, moins que ce dont on est capable, que ce dont on se laisse être capable.

T'es-tu déjà demandé pourquoi tu voulais guérir ? Dans la maladie, même avant, tu as beaucoup été focalisé sur ce que les autres pouvaient penser de toi. Il y a tellement de choses que tu t'empêches de faire : t'habiller d'une certaine manière, manger telle chose, courir au milieu de la foule, prendre la parole pour dire ce que tu avais sur le cœur. Tout cela par peur des yeux rivés sur toi, ces yeux pourtant comme les tiens, faits de la même matière vivante, mais pourquoi ces yeux-là auraient-ils une valeur plus importante que les tiens ?

Il y a deux choses importantes à mettre en place dans la guérison : décentraliser ton regard de ton propre corps et te détacher du regard des autres. J'insiste sur le regard parce que c'est de là que naît souvent le jugement, surtout quand il est physique. Alors, comment savoir quel est le regard qui te fait le plus peur, celui qui te handicape le plus dans ta vie, le plus important pour toi ? Si je te demande pourquoi tu veux perdre du poids, tu me répondras sûrement : « Parce que je suis gros. » Mais « es-tu » ou « te sens-tu » gros ? Si tu « es » gros, je te demanderai comment t'es venue en tête une telle pensée ? Peut-être qu'on t'a fait des remarques et que tu as commencé à te comparer à ceux et celles autour de toi, ou de remarque en remarque, tu as peut-être fini par entrer dans la restriction, puis sont nées des crises de boulimie, d'hyperphagie, de l'anorexie, la pression de maigrir, la peur de prendre du poids.

Maintenant, pour la guérison, tu ne peux plus te concentrer sur le regard des autres puisqu'il t'a déjà fait du mal une fois. Cette pression t'a conduit dans une obscurité dont tu dois sortir. Rappelle-toi que tu es ton unique compagnon du début à la fin de ta vie, alors fais les choses pour toi, la réponse à ton pourquoi devrait être simplement toi. Tu devrais vouloir guérir pour toi. Tu auras des moments difficiles où, bien sûr, tu seras confronté à ces multiples regards, la peur de te montrer parce que tu as pris quelques kilos ou encore la peur de manger auprès des autres parce que tu manges deux fois plus. Sache que nous sommes tous à des étapes différentes de notre vie ; si tu manges plus que les autres, si ton corps change, c'est parce que tu en as besoin. Toutes sont tes étapes à toi, tes expériences à toi, c'est ta rémission, ta propre santé, c'est toi, alors ne nie pas qui tu es. Il n'y a aucune honte à ressentir dans le fait de faire du bien à son corps et à son mental, tu n'as aucune culpabilité à éprouver dans le fait de vouloir simplement vivre en étant toi et être en bonne santé. Tu n'es pas la personne de ta gauche ni de ta droite, tu es celle dont tu sens les mains bouger, dont tu remplis les poumons à chaque bouffée d'air, celle dont tu sens le cœur battre contre ta poitrine, celle qui te porte par ses pieds. Tu es l'être dont le regard envers toi-même est le plus important, parfois le plus exigeant, mais il devrait être surtout le plus doux et le plus bienveillant. Rappelle-toi que les autres ne te doivent rien ; cependant, toi, tu te dois tout. Il y aura toujours des remarques un peu maladroites de tes proches ou même des remarques volontaires pour te critiquer et te faire du mal. Mais tout ça est hors de ton contrôle, et pour que ces propos ne t'atteignent plus, tu dois travailler sur l'amour, le respect et la bienveillance envers toi-même.

Écoute cette petite voix en toi qui a encore envie de vivre. Celle qui n'a pas envie d'être classée comme la « personne malade », mais faire partie des guerriers, ceux de l'autre côté, ceux et celles qui ont guéri, qui ont vaincu cette fichue maladie et qui en sont sortis plus fort. Veux-tu faire partie de ceux-là ? Si oui, alors tu n'y arriveras que si tu te concentres sur toi.

Bats-toi pour le toi du passé. Celui à qui l'on fait croire qu'il n'était pas assez, qu'il devait changer pour être accepté, se laisser mourir pour être aimé des vivants. Celui qui a cru qu'il était défini seulement par un corps et qu'être du côté « moins » de la balance sera toujours mieux. Fais-le pour toi qui ignorais que ces actions pouvaient avoir des conséquences irréversibles.

Bats-toi pour celui que tu es aujourd'hui. Celui qui se lève chaque matin avec la boule au ventre pour faire un pas de plus, mais qui donne son maximum malgré les difficultés. Parce qu'il rêve de plus qu'une vie dictée par des pensées obsessives et dominée par la nourriture.

Bats-toi pour celui que tu espères être dans le futur. Celui qui aura construit une vie solide, qui sera enfin libre de ses actions, libre d'être qui il veut, sans que le regard des autres ne soit plus une barrière. Celui qui aura peut-être des enfants à qui il aimerait faire passer le bon message. Celui qui investira toute son énergie débordante dans ses projets et qui célèbrera enfin chaque moment fort en paix, sans une miette pour les gâcher.

Parce que si tu as la possibilité de seulement guérir entre tes mains, pourquoi ne pas la saisir ? Juste t'attacher à cette possibilité-là et tout donner, tout lâcher pour elle. Tu peux choisir soit de rester dans la peur que tu éprouves dans la maladie, soit dans la peur de guérir. Si tu choisis la deuxième option, tu ne pourras jamais tomber plus bas qu'où tu te trouves à l'instant. Le pire qui puisse t'arriver sera, par hasard, de guérir.

22 – CÉLÉBRER CHAQUE VERSION DE SOI

Quinze, c'est le nombre qui me sépare de la fille que j'étais il y a encore quelques années. Une fille maligne, mais naïve à la fois, plongée malgré elle dans une société où elle pensait que tout le monde lui voulait du bien. Pensant être dans un monde où il n'était pas si dur de s'aimer les uns les autres, et pourtant, elle voyait l'ombre de la haine chaque jour autour d'elle, ne comprenant pas pourquoi. Et très tôt dans ses yeux se reflétait la même haine face à l'image d'elle-même, mais ceci ne la choquait pas.

La route vers l'amour, le respect de soi est une route d'une vie entière, d'un travail à chaque instant, à chaque réussite et à chaque erreur. C'est l'acceptation d'apprendre plutôt que de se dévaloriser d'avoir échoué, de décider de rester en phase avec nos valeurs et non de changer pour plaire, de s'avouer que nous ne savons pas tout et qu'il reste des milliers de sentiers à explorer. Cela demandera beaucoup de temps, un temps qui en vaut la peine parce qu'on en vaut la peine. Et pourtant, cette route n'est pas faite que de peine. Elle n'est pas censée être si difficile et douloureuse, elle est seulement un mélange de toutes les saveurs des émotions d'une vie réunies parfois en un instant. Cet instant qui fait de nous un volcan qui explose sans prévenir et déverse toute sa flamme. Sa flamme de colère, d'amertume, de haine, d'incompréhension, de dévalorisation de soi et sa flamme de liberté, de paix, de soulagement, de bonheur, d'excitation. Ces flammes, qui font simplement de nous la personne vibrante et vivante que nous sommes, prête à évoluer pour se métamorphoser, mais dont nous essayons d'étouffer les fumées, car elles attirent l'attention sur ce que nous tentons tant bien que mal de cacher. Cette honte, cette peur du regard et du jugement des autres, et pourtant, le regard dont nous avons le plus peur est souvent le nôtre, généralement le plus sévère, le plus exigeant à notre égard.

Quinze, un chiffre qui sépare deux balances de deux espaces-temps. De ces deux versions de moi reliées par un pont fragile par son apparence, devant lequel on resterait figé à hésiter encore et encore avant d'y glisser un pied. Ce premier pas qui demande toute la confiance en la chance, en l'univers et la divinité que ce pont reste stable ainsi qu'une confiance en toi. En toi comme jamais pour savoir être à l'écoute des vibrations du vent contre ces deux bouts de corde qui te maintiennent dans l'air et en même temps te bercent dans tous les sens jusqu'à faire monter cette envie irrépressible de vomir, te faisait vivre l'un des plus grands moments inconfortables de ta vie. Le moment où tu joues ta vie. Il te faut décider de franchir ce pont où tu vivras tellement de choses en si peu de temps, mais un temps qui te paraît pourtant infini. Tu vois devant toi une route immense avec un brouillard des plus frustrants. Celui-ci estompant les couleurs qui t'attendent au bout du chemin, ne te laissant que deviner légèrement des formes se dessinant aux quatre coins à coups de pinceau de l'air sur sa toile blanche. Tu restes alors avec ta faim d'une envie pour plus, mais tes yeux te rappellent que le chemin n'est pas encore fini. Il y aura sûrement un gros soleil te tapant sur le front, et n'ayant pas de casquette, tu vas devoir supporter cette chaleur accablante. Puis une averse, après cette chaleur, te tombant dessus, mais les mains agrippant les cordes, tu ne peux utiliser de parapluie pour te protéger. Je parierais aussi sur quelques corbeaux et des oiseaux pas très gentils qui se mettront sur ton chemin, mordront les fils qui te maintiennent pour te faire chuter et s'amuseront à te salir pour te distraire de ton objectif final. C'est si tentant de succomber à leur jeu et se concentrer sur ta frustration de l'instant présent pour oublier la souffrance de ce moment sans fin où tu espères peut-être ne jamais avoir traversé ce pont.

Cependant, tu sais que ce pont était le seul moyen de rentrer chez toi, de retrouver enfin la vie que tu avais laissée de côté pour vivre une expérience qui t'intriguait et t'attirait à elle

comme un aimant. Te voilà alors livré à toi-même au beau milieu d'une île inconnue, avec des acquis et des souvenirs que tu
transportes maintenant chez toi pour raconter à tes proches te
voyant tant changé et transformé.

Mais il y a aussi ces moments de solitude, de désespoir, de questionnement sans fin, de doute que tu as pu parfois expérimenter
durant ce voyage et que tu gardes pour toi. On ne lâche pourtant
rien malgré les occasions, parce qu'on sait qu'une fois qu'on sera
arrivé à la fin de la traversée, on sautera de joie d'avoir enfin
récupéré notre liberté et notre vie.

Au final, le plus important qu'on avait était juste sous nos yeux.
On a manqué de le remarquer dans l'objectif d'atteindre un idéal
dérisoire, se plongeant dans un monde factice et éphémère, cou-
vrant nos yeux d'un voile fin sans reflet de lumière. On sera
tellement fier d'avoir cru en la vie, en nous, d'avoir laissé le vent
emporter tout le contrôle que nous avions et juste faire un pas
après l'autre en collaboration avec seulement nous-mêmes et
notre espoir en nous. Sur une longue route, fastidieuse, mais qui
connaît une constante, on aura appris à comprendre nos capacités, estimer notre tolérance à l'épreuve, découvrir à quel point
nous étions déterminés et mettre à nu nos faiblesses et forces.

On est monté sur un pont qui était fragile d'apparence, mais
sous-estimé dans sa force cachée. On s'est livré à ce pont, décidé
à mettre notre confiance en lui, et au final, il ne nous a pas trahis
un seul instant, il nous a portés sur ses épaules tout le long, il a
résisté avec nous. Pourtant, en le regardant au premier abord, si
nous n'étions jamais montés dessus, nous n'aurions jamais
connu sa force, sa capacité à nous maintenir en vie en support-
ant chaque coup de chaleur et de pluie qui a abîmé sa belle
surface de bois, sous nos pieds, les coups de nos chaussures
avec lesquels on l'écrasait sans pitié en ne pensant qu'à notre
confort. Il a eu des cassures, des fissures parfois, mais il a tenu
bon. Toujours là au garde-à-vous pour nous maintenir debout
et il n'a pas laissé un de nos pieds tomber dans le vide, même
quand nous avions envie d'abandonner.

Ce pont, c'est le mien, ce corps qui entoure l'être que je suis, qui me transporte chaque jour dans mes soleils et pluies et qui a enduré les coups de mes chaussures sans pitié. Un pont qui s'est fortifié quinze fois plus entre le début et l'arrivée, avec quinze fois plus de confiance en l'un et l'autre, d'amour, de bienveillance, d'écoute, de partage, de complicité. Malgré la persistance de doute encore quelquefois, de désaccord, on reste encore unis l'un à l'autre.

Quinze, avec des chiffres parfois rejetés, comparés, certains inattendus s'invitant trop rapidement malgré moi, certains perdus en chemin et d'autres gagnés avec l'envie de plus au prix de chaque perle de sueur sur mon pont. Malgré la route la moins linéaire de ma vie, la plus bancale, un pas n'a jamais rimé avec regret.

Entre ces deux moi, il y a eu quinze autres versions. Quinze opportunités de découvrir la vie à chaque bouffée. Des quinzaines d'occasions de me rendre compte de mes fautes et de les réparer. Des quinzaines de façons différentes de m'aimer, de trouver mon équilibre. Des quinzaines d'expériences, de fautes et de réussites plus grandes, des opportunités de devenir la meilleure version de moi-même. Surtout plus que cela, d'essayer d'apprécier et de célébrer toutes les versions de moi, peu importe les chiffres écrits sous mes pieds et le reflet devant mes yeux. Pouvoir enfin célébrer simplement l'entière personne que je suis, que mon esprit et mon corps sont et ne plus en laisser l'un des deux s'effacer dans l'oubli de qui il est.

Célébrez chaque version de vous.

23 – L'HISTOIRE QUE MON CORPS ÉCRIT

On écrit tous une histoire
Au son de notre rire, au goût de nos larmes, au rythme de nos pas, des
mélodies créées par la beauté du hasard.
On vit pour devenir, une étape qui demande de changer
De se blesser, se raturer, se briser, puis cicatriser.
On laisse des traces, dans le cœur de nos proches, dans la mémoire d'incon-
nus.
On grave entre les lignes de notre peau nos chutes, nos batailles, nos vic-
toires ingénues
Ces motifs qui décorent notre cœur et notre corps
Créant une personne unique en son genre.

Voilà que ton corps change, tu aperçois renaître ces bouts de peau dont tu voulais effacer l'existence. Tu ne sens plus la dureté de tes os au simple effleurement discret de ta main, mais plus que de la peau entre les doigts. Une peau trop abondante qui ne te laisse plus faire un tour de main autour d'un membre. Tu sens maintenant tes cuisses qui se touchent et un ventre qui fait des plis quand tu t'assois. Il y a aussi ces traits, blancs, creux, irréguliers, qui se sont invités sur tes fesses, tes cuisses, ton ventre, devenus maintenant un tatouage permanent sur ta peau. Des points aussi se creusent à l'arrière de tes cuisses, voilà une autre cicatrice.

Un corps qui se reconstruit est épuisant, physiquement et mentalement. Il te rappelle souvent les horreurs que tu lui as fait subir, mais un corps qui se reconstruit est aussi beau. Il est beau, car il nous redonne la vie, il renaît comme une fleur qui a été enfermée dans une cave dans l'obscurité, privée de son soleil et de son eau, mais qui malgré le manque s'est battue pour garder des cellules vivantes, car elle avait l'espoir qu'un jour, on lui donnerait l'opportunité de se régénérer. Tu n'es pas en train de te transformer en un être bizarre, hors norme, tu es seulement en train de retrouver un corps normal, celui qui a été créé pour être celui d'une femme, d'un homme, dont la formule magique est écrite dans ton ADN préservé au chaud dans tes cellules. Tu compares peut-être ton corps de maintenant à celui d'avant, celui que tu as tant lutté pour obtenir, mais le fantasme sur cette apparence n'était pas réaliste, ce corps n'était qu'éphémère, irréel, malade et sans vie.

Je ne regretterai jamais les vergetures qui se sont inscrites sur ma peau, parce que pour moi, c'est une manière pour mon corps de s'exprimer, de montrer ma bataille. Ils signent le fait que j'ai pris du poids, mais un poids nécessaire à ma vie, ils montrent que j'ai évolué, que mon corps a retrouvé la santé, et par conséquent, je ne peux qu'en être fière quand je les regarde. Je suis autant fière des bleus sur mon corps qui sont un reflet du maximum que je donne au sport ou bien encore de ma maladresse trop importante mais qui fait partie de qui je suis. Ou encore des brûlures sur ma main qui signent que j'ai survécu à la puissance du feu, ou ces traces de coupure montrant que mon sang a coulé, mais que je ne me suis pas écroulée. Ou même des traces de boutons sur mon visage qui me rappellent ce jour où j'ai chanté sur scène, devant des centaines de personnes, recouverte de la varicelle et qui me fait bien rire aujourd'hui. Le corps a ses propres signatures, toutes aussi belles les unes que les autres si l'on décide de les voir ainsi. Parce qu'un corps tout lisse et sans égratignures, c'est finalement comme un livre qu'on essaierait d'écrire à l'encre blanche.

On est l'auteur de notre propre histoire, la finalité nous appartient. Au cours de ce chemin, on peut laisser la plume au hasard, lâcher la pression de faire un sans-faute, de dessiner les lignes parfaites, seulement laisser les vibrations de l'univers entrer en harmonie avec notre corps et esprit et alors s'abandonner un instant dans les bras de la vie.

Alors, que penses-tu que ton corps aurait à te dire si tu lui laissais le feu vert pour s'exprimer ?

24 – ET APRÈS ?

Qu'est-ce qui m'attend de l'autre côté ? Comment sera ma vie une fois guéri ? Est-ce que tous mes efforts en auront valu la peine ? Est-ce qu'arriveront enfin ces jours sans fin où je pourrai me regarder dans la glace en aimant profondément et respectant le reflet de la personne que je suis devenu ? Est-ce que mes obsessions autour de la nourriture et de mon image se seront toutes envolées ? Est-ce que je serai enfin une personne « normale » ?

Lorsqu'on vit avec des troubles du comportement alimentaire, on vit dans une dimension extrême, minutieuse, destructrice. On a perdu l'équilibre d'un entre-deux, savoir qu'on n'est pas toujours à un point A ou à un point Z, qu'on n'est pas soit totalement malade, soit totalement guéri. Finalement, on garde toujours les yeux rivés sur les deux extrémités de la balance sans arriver à équilibrer le jeu. La guérison, c'est arriver à poser les pieds entre ces deux extrémités pour instaurer une stabilité. Parfois, on peut pencher plus ou moins à droite ou à gauche sans pour autant se laisser emporter par le poids sous nos pieds. À travers la guérison, on espère ouvrir les volets sur un monde enchanté où nous n'aurons plus jamais un jour de doute, un jour où l'on se sent encore mal dans notre peau, plus jamais une mauvaise estime de soi. Ce qui me rassure, c'est justement de me dire qu'il y a des jours où ça ne va pas, des jours où je préfère ne pas me retrouver face à mon propre reflet, des jours où je remets toute ma vie et qui je suis en question, mais aussi des jours où j'ai la confiance à cent pour cent.

Ce qui me dit que je suis guérie, c'est que malgré ces mauvais jours où au temps de la maladie j'aurais essayé de changer les choses en m'infligeant une destruction physique et mentale, aujourd'hui, j'apprends à les accepter, les mauvais au même degré que les bons, savoir qu'ils sont là, que cela fait partie de la vie. Je me dis aussi que tout le monde autour de moi expérimente les mêmes doutes, les mêmes mauvais jours, se sentent eux aussi parfois mal dans leur peau et parfois bien sans pour autant avoir un TCA.

J'apprends donc à être bienveillante envers moi-même et à ne pas laisser un détail contrôler ma journée. J'apprends à accepter la normalité d'être un être vivant habitant dans un corps et un esprit en constante évolution. Cette même normalité que la maladie avait effacée de mon esprit en voulant faire de moi l'image parfaite d'un individu figé physiquement, mentalement et émotionnellement, sans me laisser ressentir les montagnes russes des expériences, sentiments et émotions que la vie avait à m'offrir.

Ce qu'il ne faut pas oublier, c'est que les TCA sont souvent accompagnés d'un regard envers nous-mêmes faussé. Je fais référence à ce qu'on appelle la dysmorphophobie, c'est-à-dire une préoccupation importante sur son corps, sur des détails qui ne sont souvent pas apparents ou légers, ce qui entraîne une souffrance importante pour la personne. Ce regard faussé et exigent envers toi-même peut persister avec la difficulté de l'acceptation de la prise de poids. Mais cela ne veut pas dire que tu n'arriveras pas à t'accepter et t'aimer malgré tout et un jour arriver à reconditionner ton regard envers toi-même pour voir réellement la lumière de beauté qui se reflète à travers toi.

Il y a des choses qu'on ne peut contrôler, comme parfois ces mauvaises voix qui se présentent encore à nous avec la tentation de la maladie qui refait surface ; cependant, ce qu'on pourra toujours contrôler, ce sont nos décisions. La décision d'agir ou de laisser passer, la décision de faire ce qu'on sait être le bon choix et ignorer la facilité. Notre cerveau est bourré de pensées dont nous n'avons conscience que d'une petite partie. Alors, concentre-toi sur ce que tu peux contrôler et laisse le reste s'envoler au silence de ton ignorance.

Alors, je ne mentirai pas en te disant qu'au bout du tunnel, tu n'auras que des nuages roses au-dessus de ta tête. Simplement, tu retrouveras cet équilibre et cette certaine normalité, celle d'avoir des bons et mauvais jours, tout en les acceptant sans que cela ne se tourne en autodestruction. Le tout en gardant toujours le respect envers toi-même et toujours finir par instaurer la paix entre toi et toi-même.

***

Si je voulais que tu ne retiennes que dix choses de tout ce que tu viens de lire, ce serait les suivantes :

– Il y a toujours un commencement et un long chemin avant d'atteindre le but.
– Tu n'es pas tout(e) seul(e) dans ta bataille.
– Fais-le pour toi.
– N'oublie jamais ton « pourquoi ».
– Chaque rémission est différente, aucune parfaite, alors ne te compare pas et fais de la tienne une dont tu seras fier.
– Un pas après l'autre, à ton rythme, continue d'avancer, chaque jour.
– La peur n'est que l'appréhension de l'inconnu, elle ne peut se vaincre qu'en l'affrontant.
– Demander de l'aide est souvent nécessaire, elle est bel et bien une force.
– Un échec n'est pas une fin, mais une leçon apprise pour la prochaine étape.
– Tu n'es pas défini par une maladie.

***

Le seul moyen d'échouer est de ne plus y croire, alors ne cesse jamais d'y croire.
Maintenant, avant que tu ne refermes ce livre, j'aurais deux questions à te poser : ton histoire a besoin d'un héros, alors es-tu décidé à devenir ton propre héros ? Et as-tu réfléchi à l'histoire que tu veux raconter ?

247

L'aventure ne se termine pas là, tu peux me rejoindre sur mon site internet dans lequel je peux continuer de te partager des articles autour divers autres thèmes concernant les TCA que je n'ai pu le faire à travers ce livre, continuer de poster d'autres témoignages et j'ai également travaillé sur un livret pour que tu puisses garder un œil sur ton parcours que tu pourras télécharger gratuitement en format PDF.

http://toncombat.com/livret-pdf-gratuit-de-suivi

Hippocrate & Co

Parce que la médecine officielle ne cerne pas toutes les problématiques de la santé publique d'aujourd'hui et de demain, parce que ce qui est hérétique aujourd'hui sera scientifique demain, la collection Hippocrate & Co prend les devants : elle défriche, elle présente, elle informe, elle aide tout simplement la population à aller de l'avant pour aller mieux.

Découvrez les autres collections de JDH Éditions

Magnitudes

Drôles de pages

Versus

Les Collectifs de JDH Éditions

Case Blanche

Nouvelles Pages

Hippocrate & Co

My Feel Good

Romance Addict

F-Files

Black Files

Les Atemporels

Quadrato

Baraka

Les Pros de l'Éco

Sporting Club

Tierra Latina

Les Pros de l'Immo

L'Édredon

La revue littéraire de JDH Éditions

Venez découvrir les textes de la revue

**Textes et articles dans un rubriquage varié
(chroniques, billets d'humeur, cinéma, poésie…)**

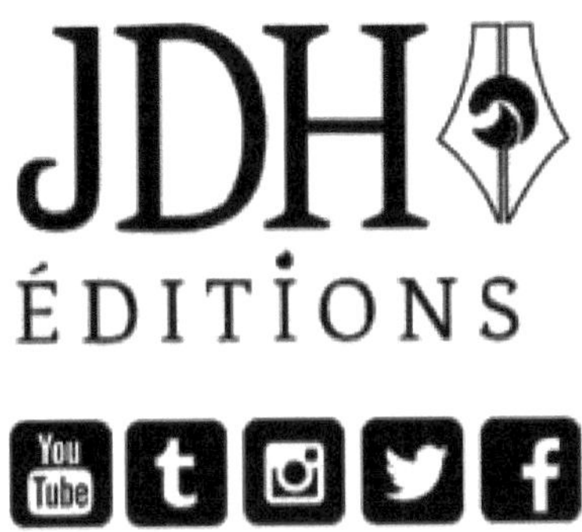

Suivez **JDH Éditions** sur les réseaux sociaux
pour en savoir plus sur les auteurs,
les nouveautés, les projets…

Inscrivez-vous à notre Newsletter sur
www.jdheditions.fr
Pour recevoir l'actualité de nos nouvelles
parutions